バイオメカニズム・ライブラリー

多点表面筋電図

バイオメカニズム学会　編

増田　正＋佐渡山亜兵────【共著】

Biomechanism Library
Exploration of
Multichannel Surface Electromyography

Masuda Tadashi
Sadoyama Tsugutake

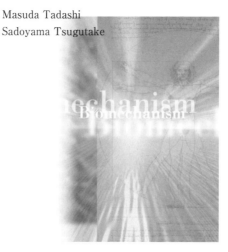

東京電機大学出版局

バイオメカニズム・ライブラリー発刊の趣旨

　バイオメカニズムとは，人間を含む生物の形態・運動・情報および機能との関係を，工学や医学・生物学などのさまざまな方法論で解析し，その応用を図る学問分野です．同様の研究領域を持つバイオメカニクスと対比させれば，単なる力学的解析ではなく，生物が本質的に内在している「機構」がキーワードになっているといえます．このこだわりが，その後，ロボット工学やリハビリテーション工学に大きく発展することになりました．

　バイオメカニズム学会の創立は1966年で，この種の境界領域を扱う学会としてはもっとも古く，隔年で出版される「バイオメカニズム」は，この分野を先導するとともに，そのときどきの興味と学問水準を表す貴重な資料にもなっています．

　バイオメカニズム・ライブラリーは多岐にわたるバイオメカニズムの方法論や応用例をわかりやすく解説し，これまでに蓄積されたさまざまな成果を社会に還元してさらに新たな挑戦者を養成するために企画されました．これからの高齢化社会で必要とされる身近な介護一つをとっても，バイオメカニズムの方法が負担の軽減や新たな商品開発に多くの示唆をもたらします．生物の仕組みを学ぶこのライブラリーが，これからの社会に求められるより柔軟な発想の源泉になれば幸いです．

バイオメカニズム学会
ライブラリー編集委員会

はじめに

　Piperが表面電極を使って筋電図を記録し，筋疲労にともなって徐波化が起こる，いわゆる「Piperリズム」を発見し，1912年に「Elektrophysiologie menschlicher Muskeln」を出版してから，2012年で100年になった．そうした節目に本書の執筆を思い立ってから，すでに7年が経過した．

　筋電図と動作解析に関する最近の国際学会（The International Society of Electrophysiology and Kinesiology: ISEK）がイタリアのトリノ（2006）とデンマークのアールボルグ（2010）で開催され，それぞれMerlettiとFarinaという多点表面筋電図の研究者が開催を主導していた．彼らの研究論文を読んでいると，世界の筋電図の流れが変わったという印象を受ける．1970年以前は，針電極による運動単位活動の計測が筋電図研究の主流であった．それが1980年以降，筋電図研究者のバックグラウンドが医学や生理学から工学系に変化してきた．そうした変化が計測手法においても反映され，非侵襲計測や多点計測へと展開していった．

　長い間，表面筋電図から得られる情報は，筋の活動量を表す振幅情報か筋疲労の指標としての周波数情報に限られていた．しかし，多点表面電極の手法を用いることにより，それまで知られていなかった神経筋接合部の位置や，活動電位が筋線維を伝播する速度の情報を得られるようになった．初期の頃においては，多点電極は直線状の1次元であったものが，2次元の格子状配列に発展していった．特に，高密度電極を用いた表面筋電図手法は臨床神経生理学の領域で診断の道具としての利用が期待されている．

　先に出版したバイオメカニズム・ライブラリー「表面筋電図」の中でも神経筋接合部や筋線維伝導速度について記述したものの，内容に関しては部分的であっ

た．前著で記載した以外にも，多点表面筋電図により得られる多くの情報は筋生理学の新たな指標として評価されるだけでなく，医療における診断や治療に活かされつつある．

今回，多点表面筋電図の方法論や応用例をわかりやすく解説し，多くの研究論文を参照しながら，これまでの成果を取りまとめた．主な読者としては筋電図や筋機能を対象とする研究者を想定しているが，それ以外にも広く筋電図を利用されている方々にも参考になる点はあるかと思う．筋電図に関心のある方々に幅広く本書を活用していただければ幸いである．

ここで少し，多点表面筋電図の研究が軌道に乗り出したときのエピソードを紹介させていただく．1985年に東京で開催されたISEKの国際会議の折，その大会の参加者に筋電図や動作計測の分野で著名な研究者であったDe Luca教授とSolomonow教授がいた．両教授はわざわざ，つくばにあった筆者らの研究室を訪問してくださった．つたない説明だったと思うが，楽しいやりとりがあったことを今でも覚えている．しかし，残念ながら，本書の執筆中にDe Luca教授の訃報を聞くことになってしまった．教授のご冥福をお祈りするばかりである．

筋電図を研究している間の私（佐渡山）にとってのサプライズは2000年に開催された札幌でのISEKの大会の際に起きた．大会の途中，バスツアーで札幌オリンピックのジャンプ台に向かうとき，たまたま私の席の隣に「Muscles Alive」などの著者としても有名なBasmajian教授が座られた．私は感動のあまり思わず「私はあなたのMuscles Aliveを持っています」と言って，予稿集にある彼の特別講演の顔写真ページを開いてサインをお願いしたところ，快くサインしてくださった．それは今も私の大切な宝物となっている．

本書に記述した研究は，多くの方々の支えによって実施することができた．まず，小木和孝氏からは筋電図研究のきっかけと指導をいただいた．宮埜寿夫氏には多点表面筋電図研究の初期段階で適切な協力と助言をいただいた．また，つくばの研究室で行った実験研究の多くには筑波大学の勝田茂教授や岡田守彦教授，ならびに研究室の学生諸氏，すなわち宮田浩文氏，松永智氏，角直樹氏，松垣紀子氏，斎藤健治氏，白石恵氏，山田洋氏から絶大な協力をいただいた．筋磁図の

研究では，武田常広氏，遠藤博史氏にもお世話になった．佐渡山が在籍していた信州大学では，上條正義氏，細谷聡氏，酒井一泰氏，越智守氏，菅原徹氏，さらには花王株式会社の木村光俊氏の協力も忘れられない．針電極との同時計測や活動参加閾値に関する研究については，De Luca教授が所長を務めていたボストン大学神経筋研究センター（NeuroMuscular Research Center）に増田が滞在していたときに行ったものであり，De Luca教授始めセンターの職員の方々からは実験の実施にあたり多大な協力をいただいた．

　産業技術総合研究所デジタルヒューマン研究グループの持丸正明氏には，佐渡山が大学退職後，同研究所に客員研究員として在籍させていただいた．おかげで多くの研究論文に接することができた．また，前著「表面筋電図」の共著者である新潟大学の木竜徹教授，筑波大学の木塚朝博教授からは，本書を執筆するにあたり有益なコメントを頂戴した．東京電機大学出版局の吉田拓歩氏，早乙女郁絵氏には，本書の出版について大変なご尽力をいただいた．

　以上の方々に深く感謝申し上げる．

令和元年7月

増田　　正

佐渡山亜兵

目　次

第1章　骨格筋の生理学 1
  1.1　骨格筋の構造 1
  1.2　運動神経細胞と神経筋接合部 2
  1.3　膜電位 3
  1.4　運動単位と神経支配比 4
  1.5　収縮力の調節 5
  1.6　筋線維タイプ 6
  1.7　運動神経細胞と運動単位の機能分化 6
  1.8　骨格筋における筋線維組成 7

第2章　筋電図研究の流れ 9
  2.1　筋電図とは 9
  2.2　筋電図研究の始まり 11
  2.3　多点表面筋電図の研究 12
  2.4　多点表面筋電図の発展 14

第3章　筋電位伝播パターンの計測 15
  3.1　筋線維に沿った活動電位の伝播 16
  3.2　単一運動単位活動電位の伝播 19
  3.3　筋周囲方向の電位分布 23

3.4	格子状多点表面電極	30
3.5	針電極との同時計測	37
3.6	表面筋電位のシミュレーション	43

第4章 神経支配帯の位置と分布 ... 53

4.1	上腕二頭筋	53
4.2	神経支配帯位置の自動推定	57
4.3	格子状電極による2次元分布の計測	61
4.4	四肢の筋	67
4.5	体幹の筋	72
4.6	顔面の筋	76

  1 　前頭筋 　　77
  2 　鼻根筋 　　78
  3 　眼輪筋 　　78
  4 　口輪筋 　　78
  5 　咬筋 　　　79
  6 　まとめ 　　80

第5章 筋線維伝導速度の計測 ... 83

5.1	零交差法	84
5.2	相互相関法	90
5.3	モデルに基づく方法	93
5.4	電極方向の影響	94

第6章 筋線維伝導速度の特性 ... 101

- 6.1 筋疲労 ... 101
  - 1 上腕二頭筋　102
  - 2 外側広筋　102
  - 3 僧帽筋　103
- 6.2 収縮力 ... 104
- 6.3 収縮速度 ... 112
- 6.4 静的収縮と動的収縮 ... 119
- 6.5 発火頻度 ... 125
- 6.6 活動参加閾値 ... 129

第7章 筋線維伝導速度に影響を与える要因 ... 139

- 7.1 筋線維組成 ... 139
- 7.2 筋線維組成に関する動物実験 ... 142
- 7.3 筋の種類による違い ... 145
- 7.4 スポーツ種目による違い ... 146
- 7.5 トレーニングの影響 ... 149
  - 1 筋力トレーニングによる影響　149
  - 2 バドミントン選手における上腕二頭筋のMFCVの左右差　151
- 7.6 加齢 ... 151
- 7.7 その他の要因 ... 154
  - 1 温度の影響　154
  - 2 性との関係　154
  - 3 薬物との関係　155

第8章　筋磁図 159
- 8.1　筋磁図の計測 160
- 8.2　筋磁図による筋機能の解析 166

第9章　多点表面筋電図の応用 173
- 9.1　表面電極貼付位置の決定 174
- 9.2　アーチファクトの検出と除去 175
- 9.3　神経支配帯の位置推定と臨床応用 181
  - 1　肛門括約筋　　181
  - 2　ボツリヌストキシン治療　　181
- 9.4　筋線維伝導速度の臨床応用 182
  - 1　神経原性病変　　182
  - 2　筋原性病変　　182

索引 186

第1章

骨格筋の生理学

　ヒトの身体運動や顔の表情，さらには心の状態を表す仕草はすべて骨格筋の収縮，弛緩のなせるわざである．こうした筋活動がどのような仕組みや特性で機能しているかを，この本の中心課題である多点表面筋電図と関連づけて解説する．本章では特に，第2章以降に現れる，運動単位，神経筋接合部，神経支配帯，筋線維組成，活動電位などの用語の解説に重点を置きながら説明する．筋に関するより詳しい解説については専門書[1]を参照していただきたい．

1.1　骨格筋の構造

　人間にはおよそ430種の骨格筋があり，それらは体重の約40%を占める[1]．1つの骨格筋は多数の**筋線維**（muscle fiber）から構成される．筋線維は筋肉の細胞であり，1本の筋線維は10〜150μmの太さで，長さは0.1〜30cmである．なお，英語では繊維も線維もfiberであるが，筋線維や神経線維などの医学用語では線維と表記する．

　筋の両端または一端は腱組織に移行し，骨や皮膚に付着する．筋線維の中には，筋線維の長軸方向に走る**筋原線維**（myofibril）と呼ばれるさらに小さな構造がある．筋原線維にはZ線と呼ばれる膜が規則的に見られる．Z線からZ線までは筋節（サルコメア）と呼ばれ，収縮の基本単位となる．筋原線維の中にはタンパク質であるミオシンとアクチンから構成されるミオシンフィラメントとアクチンフィラメントがあり，これらが互いに滑り運動をすることにより筋の収縮が生

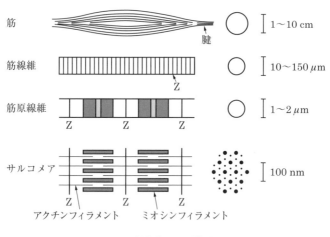

図 1.1 骨格筋の階層構造

じる．筋が収縮や弛緩を行うことにより，さまざまな動作や表情が作り出される（図 1.1）．

　筋原線維の周囲には筋小胞体という袋状の構造をした器官がある．筋小胞体は内包するカルシウムを出し入れして，筋線維内のカルシウム濃度を調節している．細胞内のカルシウム濃度が $1 \sim 10\,\mu$m 以上になると筋は収縮し，$0.1\,\mu$m 以下になると弛緩する．

1.2　運動神経細胞と神経筋接合部

　筋の収縮は，脳からの指令や脳を介さない反射により生じる．筋線維に直接刺激を送るのは脊髄や脳幹の中にある運動神経細胞（motor neuron, motoneuron）である．運動神経細胞が興奮すると，興奮は神経軸索を伝わり，**神経筋接合部**（neuromuscular junction）に到達する．ヒトの筋では，少数の例外を除いて，神経筋接合部は 1 つの筋線維に対して 1 箇所だけ存在し，筋線維の中心部に規則的に配列している[1]．1 つの筋において神経筋接合部の集合が形成する筋肉上の領域を**神経支配帯**（innervation zone）と呼ぶ．

骨格筋における神経筋接合部の分布は，組織化学的方法により乳児の屍体で調べられた．筋全体の形態は筋によってさまざまであるが，大きく分けると，平行筋，羽状筋，半羽状筋，方形筋などになる．神経筋接合部は個々の筋線維の長さ方向のおおよそ中央に位置するものの，筋全体の形態の違いにより，神経支配帯の配置は直線状であったり，曲線状であったりする（図1.2）．

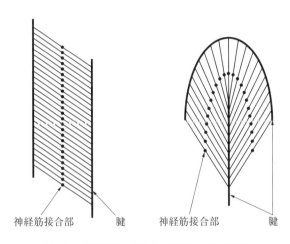

図1.2　神経筋接合部の分布形態を示す模式図

1.3　膜電位

　筋線維は神経線維と同様な興奮性の細胞膜をもっており，興奮にともなって膜電位が変化する（図1.3）[2]．興奮していないときには，細胞内電位は細胞外に対して$-80 \sim -90$mVの電位差をもつ．これを**静止電位**（resting potential）という．

　運動神経の興奮が神経筋接合部に到達すると，神経末端において伝達物質であるアセチルコリン（ACh）が放出され，筋線維に伝達される．アセチルコリンにより筋線維膜の透過性が高まり，細胞外のNaイオンが細胞内に取り込まれて**脱分極**（depolarization）が生じる．その結果，局所電流が生じ，**活動電位**（action potential）が発生する．活動電位は神経筋接合部すなわち筋線維のほぼ中央部か

ら開始し，筋線維の両端に向かって伝わる．伝播する方向に関して，上腕二頭筋などの四肢の筋においては，体幹に近い側を**近位**（proximal），遠い側を**遠位**（distal）という．細胞膜の透過性は短時間で回復し，元の絶縁状態に戻る．これを**再分極**（repolarization）という．

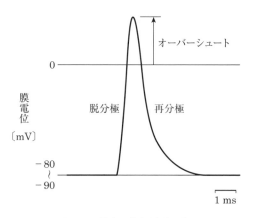

図 1.3　静止電位と活動電位

1.4　運動単位と神経支配比

1つの運動神経細胞とそれが支配している筋線維は常に機能的な単位として働いており，**運動単位**（motor unit: MU）と呼ばれる（図1.4）．

また，1つの運動神経細胞が何本の筋線維を支配しているかを**神経支配比**（innervation ratio）という．指，舌，顔面，眼球などを動かす筋のように細かく精密な働きをする筋ほどその支配比が小さい．これに対し，体幹や四肢などの大きな筋では神経支配比が大きい．

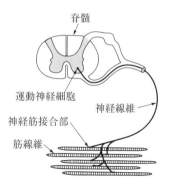

図 1.4　運動単位の模式図[3]

1.5　収縮力の調節

　筋収縮力の調節は運動単位の**活動参加**(recruitment)と**発火頻度**(firing rate)によって行われる．一般的に，最大筋力の30％以下の収縮においては運動単位の活動参加が主に働いており，それ以上の筋力発揮では発火頻度が優位になるとされている．運動単位が発火を開始する順序はおおむね決まっており，少数の筋線維を支配する小さな運動神経細胞がまず発火を始め，次第により多数の筋線維を支配する大きな運動神経細胞が興奮するというサイズの原理(size principle)が働く．逆に，収縮レベルを下げるときには閾値の高いものから活動を停止する．また，ゆっくりした遅い筋収縮や極めて速い収縮の際には活動参加が優位で，中程度の速さの収縮においては発火頻度が優位になる[4]．

　筋力は個人間で異なるので，異なった被験者間で収縮条件を揃えるためには，**最大随意収縮力**(maximal voluntary contraction: MVC)を基準にすることが多い．最大随意収縮力は十分な休憩を挟んで数回計測し，その中の最大値を採用する．静的な収縮条件で筋電位を計測する場合には，収縮時に発揮している力のレベルを被験者に提示しながら指示した収縮力を維持させる．目標収縮力が最大随意収縮力の半分の場合には，50％MVC条件などと表記する．

1.6 筋線維タイプ

筋線維は組織化学的に**遅筋線維**（ST線維あるいはtype I線維）と**速筋線維**（FT線維あるいはtype II線維）に類別することができる．特殊な染色により，速筋線維はさらにFTa（type IIa）とFTb（type IIb）に分類される．エネルギー供給の仕方からいえば遅筋線維は有酸素系であり，ミトコンドリアに取り込まれたピルビン酸を最終的に水と二酸化炭素に分解する方式である．このため，長時間にわたり筋のエネルギー源であるアデノシン三リン酸（ATP）を産生し続けることができる．一方，速筋線維はグルコースを酵素によりピルビン酸にまで分解する解糖系の方式である．解糖系の特徴として，ATPの産生速度は速いが，乳酸を産生するために筋疲労しやすいことが挙げられる．

1.7 運動神経細胞と運動単位の機能分化

1つの運動単位に属する筋線維は同じタイプであり，運動神経細胞もその特性により大きく2つ，すなわちSタイプとFタイプに分類される．分類する指標としては細胞膜の入力抵抗，軸索の太さに関係する伝導速度，活動電位の波形，特に後過分極の持続時間などである．これらは運動神経細胞とそれに支配されている筋線維との関係で調べられている．すなわち，神経軸索の伝導速度が速い運動神経細胞ほど，その支配筋線維の収縮速度が速く，また収縮張力が大きい傾向にある．表1.1はネコの下腿三頭筋で運動単位を収縮の遅いもの（Sタイプ）と速いもの（Fタイプ）に分け，運動単位の諸性質をそれぞれのタイプに対応させたものである．

Sタイプの運動単位では運動神経細胞の入力抵抗が高く，神経軸索の伝導速度が遅い．これらは，それぞれ細胞体が小さく，軸索が細いことを示している．一方，Fタイプの運動単位では運動神経細胞の入力抵抗が低く，神経軸索の伝導速度が速い．これらは，細胞体が大きく，軸索が太いことを示している．また，活動電位が再分極する際に静止電位よりもさらに低くなる後過分極の持続時間はS

タイプの運動神経細胞で長く，Fタイプの運動神経細胞で短い．このことは反復興奮の頻度と関係しており，後過分極の長いSタイプの運動神経細胞は発火頻度が低く，Fタイプの運動神経細胞では発火頻度が高い．この発火頻度の違いはそれぞれの運動神経細胞が支配する筋線維の収縮時間経過の違いに対応しており，反復活動に際して収縮の加重が有効になされるよう，互いに活動の時間パラメータを整合させている[2]．

表1.1 運動単位の諸特性[2]

特性	運動単位タイプ	
	Sタイプ (単収縮のピーク時間が40ミリ秒以上)	Fタイプ (単収縮のピーク時間が30ミリ秒以下)
運動単位の単収縮張力	小（中間値1.6g）	大（中間値18g）
反復収縮の融合頻度	低（中間値25 Hz）	高（中間値85 Hz）
運動神経細胞の軸索伝導速度	小	大
〃　　　　入力抵抗	大	小
〃　　　　最大IaEPSP	大	小
〃　　　　Iaシナプス密度	大	小
〃　　　　後過分極持続時間	長	短
S，Fタイプ運動単位の割合		
ヒラメ筋	100%	0%
腓腹筋	23%	77%

1.8　骨格筋における筋線維組成

　骨格筋は異なるタイプの筋線維が混じり合って構成されている．構成の仕方は筋によって異なり，遅筋線維の割合が多い筋や，速筋線維の多い筋がある．筋に含まれる各筋線維タイプの割合のことを筋線維組成という．例えば，FT線維を40%含む筋の線維組成は40%FT線維と表記する．

　ほとんどの筋では速筋線維と遅筋線維が半々に近いが，比率には個人差があ

る．同じ筋でも速筋線維の割合が多い，あるいは遅筋線維の割合が多い人が存在する．このような違いは特に一流スポーツ選手において顕著である．具体的には第7章で詳述する．なお，ヒラメ筋ではほとんどが遅筋線維である[5]．

参考文献

1) 勝田茂（編）：運動と筋の科学，朝倉書店（2000）
2) 三木威勇治，時実利彦：筋電図入門，南山堂（1964）
3) 木塚朝博，増田正，木竜徹，佐渡山亜兵：表面筋電図，東京電機大学出版局（2006）
4) Stein RB: Peripheral control of movement, Physiol Rev, 54, 215-243（1974）
5) Saltin B, Gollnick PD: Skeletal muscle adaptability: significance for metabolism and performance, Handbook of Physiology, Skeletal Muscle, Suppl 27, 555-631（1983）

第2章
筋電図研究の流れ

　筋電図の研究がどのように発展してきたのかを概観することは，今後の筋電図研究の方向を展望するうえでも重要である．科学技術の進歩はとどまることを知らない．電気生理的な現象の記録は検流計から始まり，真空管，トランジスタ，集積回路を用いた増幅器へと著しく進歩している．筋電図の分野においても小型軽量で安価な計測装置が出現するとともに，無線で信号を転送する装置が一般化している．信号の記録についても印画紙への記録から，ペン書き記録，デジタル変換へと変化した．その結果，保存と処理が容易になり，その後の信号処理において精度の高い複雑な解析ができるようになった．また，解析ソフトも充実してきている．筋電図を導出するための電極も単純な双極誘導の表面電極からアレイ状の多点電極，格子状電極へと発展した．ここでは，筋電図に関する基本的な定義を概説した後に，これまでの筋電図研究の流れを紹介する．

2.1　筋電図とは

　筋電図（electromyogram: EMG）とは電極を通して筋線維の活動電位を計測・記録したものである．筋内に刺入する針電極で計測した場合は針筋電図，皮膚表面に設置した**表面電極**（surface electrode）で計測した場合は**表面筋電図**（surface EMG: SEMG）という．筋電図は正確には信号の記録のことであり，信号自体は**筋電位信号**（myoelectric signal: ME signal）と呼ばれることもある．なお，electromyographyも省略形はEMGとなるが，こちらは筋電図法という手法を

意味する.

　筋線維上の神経筋接合部で発生した活動電位は筋線維の両端に向かって伝播する. 図2.1に1本の筋線維における活動電位の発生と伝播の様子と，それを表面電極で計測する状況を模式的に示す. 活動電位の発生とともに筋線維膜上の興奮部位においてNaイオンが筋線維内に流入する. その結果, その周囲に電流が発生し, 容積導体内に生じる電流により電位変化が起こる. 筋線維の近傍に電極を設置してこの電位変化を計測する. 表面電極を用いる場合には, 通常, 対象とする筋上の皮膚に1対の双極電極を配置して差動増幅する. 1対の電極を筋線維方向に配

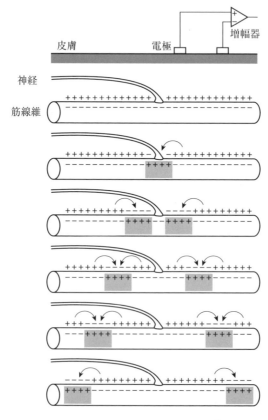

図2.1　筋電位の発生と計測[1]

置して伝播する活動電位を計測すると，空間的に電位の差分をとることになる．

1つの運動単位に属する筋線維群は同期して興奮するので，電極を通して計測可能なのは同じ運動単位に属する筋線維群の発生する活動電位の空間的・時間的総和となる．これを**運動単位活動電位**（motor unit action potential: MUAP）という．弱い随意収縮時において電極の近傍で活動する運動単位が1つだけの場合には，MUAPのスパイク状の波形を観察できることがある．個々のスパイクは波形や振幅が同一で，10～20Hzのほぼ一定の間隔で発生する．

収縮力を上げていくと，電極近傍で多数の運動単位が活動を始める．異なった運動単位の発火は基本的には独立したタイミングで生じるため，得られる筋電位信号は振幅や発火タイミングがばらばらなMUAPの総和である干渉波形となる．SEMGを理解するためには，筋が多数の運動単位の集合であり，SEMGが多くのMUAPの加重和であることを念頭に置く必要がある．

表面筋電位信号を計測処理するための実際的な方法については，バイオメカニズム・ライブラリー「表面筋電図」[1]を参照していただきたい．

2.2 筋電図研究の始まり

Piperが表面電極を使って筋電図を記録し，筋疲労にともなって徐波化が起こる，いわゆる「Piperリズム」を発見したのが1912年である．その後，1920年代にAdrianらが同心型の針電極を考案し，神経と筋を構成する神経筋単位の活動電位を記録することに成功した．これをきっかけとして，筋電図の研究が飛躍的に発展した．さらに，ノーベル医学生理学賞の受賞者であるEcclesとSherringtonによる1930年代における研究が，その後の筋電図研究発展の基礎になった．

第二次世界大戦後の戦傷患者の神経筋系疾患の診断や予後判定に関して筋電図の価値が認められるようになり，臨床診断の一手法として確立されるようになった．こうした方面の開拓者として筆者らも文献などで馴染みのあるDenny-BrownやBuchthalの名前がある．

一方，我が国においては1950年頃から時実や津山らによって筋電図の基礎的，臨床医学的研究が始められ，1951年に第1回筋電図研究会が開かれた．1955年に筋電図学会として最初の総会が開かれ，正式な会員制による学会に発展した．1971年に日本脳波学会と日本筋電図学会とが合体して日本脳波・筋電図学会となり，2000年にその名称を日本臨床神経生理学会，さらに2008年には「一般社団法人日本臨床神経生理学会」に変更し，現在に至っている．

　国際的には，1961年ローマにおいて国際筋電図学会が開催され，初めて国際的な協力で筋電図の研究が推進されるようになった．他方，電気生理学とキネシオロジーを対象領域とする学会がBasmajianらによって1965年に組織され，The International Society of Electrophysiological Kinesiology (ISEK) と命名された．そのメンバーの中には日本の時実利彦の名前が記されている．そして，最初の学術集会 The First International Congress of Electromyographic Kinesiologyが1968年にカナダのモントリオールで開催された．この後，ISEKの学術集会は1985年に東京で第6回が，2000年に札幌で第13回がそれぞれ開催された．さらに，2020年には名古屋で第23回が開催される予定である．Japan Society of Electrophysiology and Kinesiology (JSEK) はISEKの日本支部で，日本電気生理運動学会大会という名称で学術集会が開かれ，2019年で第19回を迎えた．

2.3　多点表面筋電図の研究

　表面筋電位は多数の独立に興奮するMUAPの総和である．そのため，時間的には不規則な信号になる．表面筋電位信号の不規則性のため，主に活用できる情報は整流化後あるいは二乗和後の平均振幅となる．

　そこで，不規則信号から意味のある情報を得るために周波数解析が行われた．この結果，筋の持続的な収縮にともなって周波数が低域に移動することがわかり，筋疲労の指標として利用できるものと考えられた[2]．

　従来，表面筋電位の解析手法はこれら振幅と周波数成分の2つのみであった

が，1979年に発表されたLynnによる**筋線維伝導速度**（muscle fiber conduction velocity: MFCV）計測の論文[3]により新たな展開がもたらされた．Lynnは上腕二頭筋上の皮膚に3本の線状の電極を平行に配置して，隣接する電極間からの差動増幅により2チャンネルの筋電位を計測した．そして，それら2つの筋電位信号が波形的にはほとんど同一で一定の時間差をもつことを示した．さらに，この時間差から，MFCVが推定できることを示した（図2.2）．

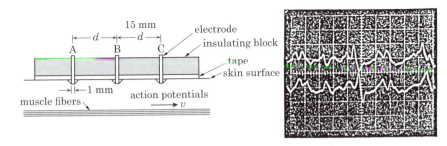

図2.2　MFCV計測用表面電極と2チャンネルの筋電位信号[3]

Lynnの論文の主眼はMFCV処理のためのデジタル・フィルタの構成に関するもので，時間差をともなった筋電位信号が検出できることは既知の事柄として扱われていたが，このことは筆者らにとって新たな研究の開始点となった．

筆者らはLynnの方法に倣って同様な平行3極電極を用い，改良したMFCV推定の方法を提案した．その後，電極数を12～17極に増やすことにより，筋電位が神経筋接合部から開始し，筋線維に沿って両端に伝播する様子を観察できることを示した．

多点表面電極の開発にはもう1つの研究がヒントになっている．それが1979年に発表されたNishizonoら[4]の論文である．彼らは上腕二頭筋上に直径8mmの表面電極を7個，電極間隔20mmで貼付し，7チャンネルの信号を同時記録した．そのうちの2チャンネルの信号間の相互相関に基づいてMFCVを計測した手法の開発という点で注目される論文であった．ただし，単極誘導であったため

に，基線や波形のピークが明確ではなかった．また，7個の表面電極をそれぞれ独立して皮膚に貼付していたために，電極間隔の精度や再現性という点でも問題があった．

2.4 多点表面筋電図の発展

筋電位伝播パターンの観察から，新たに，神経筋接合部の位置および神経筋接合部の集合としての神経支配帯の位置を推定できるようになった．さらに電極を筋線維方向だけではなく筋全体を覆うように2次元的に配置することにより，神経支配帯の分布形状も推定できた．また，神経支配帯の位置を特定することにより，MFCVの推定もより確実にできるようになった．

多点表面筋電図の研究が行われ始めたのは1980年前後で，すでに40年が経過した．最近では，多点表面筋電図の研究はイタリアを中心とした欧州の研究グループが牽引している．2006年にイタリアのトリノで開かれた第16回大会，2010年にデンマークのオールボルグで開かれた第18回大会を主催したのは，それぞれMerlettiとFarinaという多点表面筋電図の研究者であった．彼らが筆者らの研究を引き継ぎ，さらに大きく発展させてくれたといえる．

次章からは，筆者らが過去に発表した論文の内容を中心に，最近の研究動向と併せて解説する．

参考文献

1) 木塚朝博, 増田正, 木竜徹, 佐渡山亜兵: 表面筋電図, 東京電機大学出版局 (2006)
2) Basmajian JV, De Luca CJ: Muscles Alive: Their functions revealed by electromyography, 5th ed., Williams and Wilkins, Baltimore, Md (1985)
3) Lynn PA: Direct on-line estimation of muscle fiber conduction velocity by surface electromyography, IEEE Trans Biomed Eng, 26, 564-571 (1979)
4) Nishizono H, Saito Y, Miyashita M: The estimation of conduction velocity in human skeletal muscle in situ with surface electrodes, Electroencephalogr Clin Neurophysiol, 46, 659-664 (1979)

第3章
筋電位伝播パターンの計測

　筆者らは1980年頃よりLynn[1]による多点電極を用いた筋線維伝導速度（MFCV）計測の研究や，Nishizonoら[2]による単極誘導筋電位パターンの計測を参考にして，**筋電位伝播パターン**の計測に取り組んだ．最初に，Lynnと同様な計測を試みたところ，波形がほぼ同一で時間遅れのみをともなった筋電位の伝播パターンを明確に検出できた．

　この予備的な計測の結果を受け，筋電位の計測チャンネルを増やしていった．筋線維に沿って双極誘導で多点計測すると，上腕二頭筋においては筋長軸方向のおおむね中間に電位の発生点があり，筋の近位側と遠位側に対称に伝播するパターンが検出できた．そして，このような電位パターンから神経筋接合部，あるいはその集合としての神経支配帯の位置を推定できることがわかった．このような計測が可能であることは一部の表面筋電図研究者は認識していたのかもしれないが，その後，国内外の筋電図の研究者に尋ねても，よく認識していたという人はいなかった．

　筋電位伝播パターン計測の可能性を追求するために，まず，筋線維に沿ってアレイ状電極を4列平行に並べ，上腕二頭筋全体の伝播パターンを計測した．次に，筋周囲方向に2.5mm間隔で双極電極を並べ，筋電位分布を計測した．そして，最終的に点状の電極を筋線維方向と筋周囲方向に配置した格子状電極に至った．また，計算機でサンプルした筋電位信号をディスプレイに表示していると，電極の位置や方向を決定するうえで効率が悪いため，筋電位の伝播パターンをビデオ信号に変換して実時間で表示する装置も開発した[3]．

電極の開発と同時に，筋電位の詳細を研究するために，単一運動単位活動電位が発生する電位の伝播を計測した．表面電極だけを用いる場合には，被験者に筋電位波形をフィードバックすることにより，低い収縮レベルにおいて単一運動単位活動電位のスパイク列が検出できるように誘導した．しかしながら，この方法では収縮レベルが制限される．

この制限を克服するために，針電極を併用する方法を試みた．この方法では針電極で検出した単一運動単位の発火タイミングをトリガーとして表面筋電位を加算平均するのであるが，通常の針筋電図ではやはり収縮力を大きくすると単一運動単位の活動電位を識別することが困難になる．そこで，筆者（増田）が米国ボストン大学神経筋研究センターに滞在する機会を得た際に，同センター所長のDe Luca教授が開発した針筋電位の精密分解（Precision Decomposition）と名付けられた手法を使用し，高い収縮レベルで活動する運動単位の伝播パターンを解析することができた．

次節以降では，これらの研究に関連して発表した論文を基に筋電位伝播パターン計測の発展経過について述べる．現在から見るとすでに古くなった内容も含まれているが，今後の参考になる点もあるかと考え，基本的に発表時の論文の内容に沿って記述した．

3.1 筋線維に沿った活動電位の伝播

Lynn[1]の用いた平行3接点表面電極を発展させ，チャンネル数を増やし，11チャンネルで筋電位を同時計測した．その結果，上腕二頭筋から計測された筋電位は明瞭な両側性の伝播を示し，伝播する電位の開始点から神経筋接合部の位置を推定できた．さらに，被験者によっては上腕二頭筋内に2箇所の神経筋接合部が見られた[4]．

使用した表面電極列は太さ1mm，長さ10mmのステンレス線を15本互いに平行に5mm間隔で配置し，アクリル板に固定したものであった（図3.1）．基本的な構成はLynn[1]と同じであるが，極数を増やし，電極接点間の間隔を小さくし

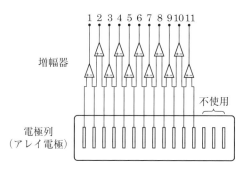

図 3.1 電極と増幅器への接続を示す模式図[4]

た．この電極を筋の長軸方向に筋線維に沿って設置した．対象とした筋は上腕二頭筋で，電極を上腕骨に平行になるように配置した．増幅器の台数に制限があったため，電極接点の一部は使用せず，隣り合った接点間から差動で11チャンネルの筋電位信号を同時に導出した．

被験者は年齢27〜38歳の健康な成人男性3人で，上腕を水平な台の上に置き，前腕を垂直に立てる姿勢をとった．一方の端を力計測器（ロードセル）に接続したベルトを手首につけ，収縮力をオシロスコープ上に表示し被験者にフィードバックした．

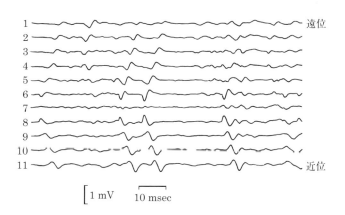

図 3.2 被験者MSから導出した12kg（50%MVC）負荷での収縮1秒後の筋電位波形[4]

3.1 筋線維に沿った活動電位の伝播

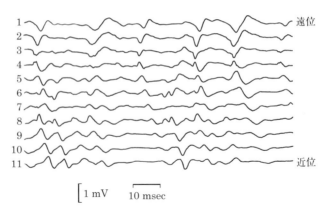

図3.3 被験者MSから導出した12kg(50％MVC)負荷での収縮60秒後の筋電位波形[4]

　計測された筋電位信号の例を図3.2, 3.3に示す．これらは同一の被験者MSから最大随意収縮力(MVC)比50％(12kg)の負荷時に計測したもので，それぞれ負荷後1秒と60秒時点のものである．筋電位信号は時間的にはランダムな波形を示すが，空間的には筋線維に沿って波形を保ったまま移動していた．図3.2の記録では波形の極性が反転する位置がチャンネル6と8の間に見られた．このことは，これらのチャンネルの下に神経筋接合部が存在しており，そこから活動電位が発生して遠位側と近位側の両側に向かって伝播していることを示している．同じ被験者の50％MVC強度の60秒後の記録(図3.3)において，当初の神経筋接合部から約15mm離れたチャンネル3～4間で別の神経筋接合部からの活動が見られるようになった．計測した他の2人の被験者においても，図3.2と同様な明確な筋電位信号の伝播が観測された．

　伝播する筋電位信号間の関係を調べるためには，相関関数を用いることができる．図3.4は図3.2の記録に対して相関関数を計算した結果である．この計算ではチャンネル9の信号を基準として用いた．チャンネル11の相互相関関数のピークの時間遅れは2.4msで伝播距離が10mmのためMFCVは4.2m/sと計算された．図3.4の相関関数はどのチャンネルも類似した波形であったが，チャンネル1～6はチャンネル7～11とは反転した極性をもっていた．また，相関のピー

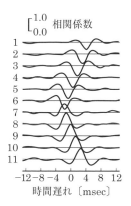

図 3.4 図3.2に示した被験者MSの記録に対して計算した相関関数[4]
チャンネル9を基準にして計算した

ク値は基準としたチャンネル9から離れるにつれて減少した．

3.2 単一運動単位活動電位の伝播

3.1節で説明した計測においては，随意収縮下で得られた干渉筋電位を対象としていたため，得られた神経筋接合部も多数の運動単位に属していたものと考えられる．そこで，同じ手法を単一運動単位に適用し，健常被験者の上腕二頭筋を対象にして筋電位の伝播パターンを調べた[5]．

被験者は年齢22〜45歳の健康な成人男性8人であった．肘関節の屈曲筋力を手首に接続した力計測器で記録した．収縮力は最大随意収縮力（MVC）の10〜40%であった．

電極接点を17個もつ直線型多点表面電極列を筋の長軸方向に設置し，隣り合った電極接点間から差動増幅で16チャンネルの筋電位を同時に導出した．電極接点は面積0.64 mm^{2}の正方形で，2.54 mm間隔で配置した．

被験者は画面に表示された筋電位信号を見ながら，単一運動単位活動電位のスパイク列が発生するように収縮力を調節した．スパイク列が同一波形，同一振幅で，かつほぼ一定間隔で発生するとき，これを単一運動単位の活動電位であると

判定した.

単一運動単位のスパイク列を記録した後,この中の明確なピークを示すチャンネルを選び,そのピークを基準として波形を重ね合わせることにより,波形間の同一性を確認した.そのうえで,8～10個のスパイクを加算平均し,単一運動単位活動電位の波形を得た.これらの重畳波形および加算平均波形は筋線維に沿って伝播する単一運動単位活動電位の空間的および時間的なパターンを表している.

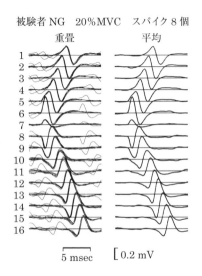

図3.5 遠位側(上)と近位側(下)に対称形に伝播する運動単位活動電位[5]
　　　チャンネル6の最初のピークを重畳および加算平均のトリガー点として用いた

単一運動単位活動電位のスパイク列は対象とした被験者全員から検出できた.図3.5～3.7に典型的な波形の例を示す.図3.5のような波形は最も頻繁に見られた.重畳波形を見ると,加算平均する前であっても同一振幅,同一波形の電位が出現していることがわかる.この電位のほかに,より振幅が小さい独立して発火する別の活動電位が見られたが,これらは加算平均により除去された.この活動電位では遠位側のチャンネル(1～6)と近位側のチャンネル(8～16)の波形が水平軸に関して対称であった.遠位側,近位側のそれぞれの領域では電極位置に

比例した時間遅れを示し、全体として筋線維上を両端に向かって伝播する活動電位を表していた．そのため，電位の発生点が神経支配帯の位置を示していると考えられた．電位の最初の振れの方向が遠位側と近位側で反転しているので，逆に電位の反転位置から発生点を推定することができる．この波形に関して伝播の時間遅れからMFCVを計算したところ，遠位側と近位側においてそれぞれ3.4m/sと3.5m/sであった．このような対称形の伝播は約90%の観察例で見られた．

一般的に，神経支配帯から離れた位置では活動電位の波形はほぼ同一で，時間差だけをともなっていた．一方で，神経支配帯の近傍の信号はこれらとは異なった波形を示した．神経支配帯が差動導出の2つの電極のちょうど中間点に位置している場合には，導出された信号の振幅は著しく小さくなった．神経支配帯から少し離れた位置に電極があると，導出された電位の持続時間は短縮し，電位の発生時に急峻な立ち上がりを示した．これに対して，神経支配帯から離れた計測点では活動電位が徐々に計測点に近づくため，電位の立ち上がりはなだらかになった．

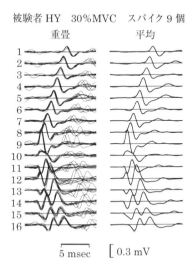

図3.6 遠位側と近位側への伝播が非対称な運動単位活動電位[5]
この運動単位活動電位では近位側のチャンネルで2つの分離したピークが見られた．チャンネル9の最初のピークをトリガー点として用いた

図3.6に示す運動単位活動電位では，近位側のチャンネルにおいて2つのピークが見られ，波形は5相性となった．波形の極性が反転する場所はチャンネル10〜11間と12〜13間の2箇所に見られた．同様な分離したピークは5人の被験者で見られた．ピークの時間差は1.2〜4.0msに分布していた．残りの3人の被験者では個々の運動単位活動電位は1箇所の限局した神経支配帯をもっていたが，筋全体では筋の長軸方向に10〜20mmにわたって分布する神経支配帯を示した．

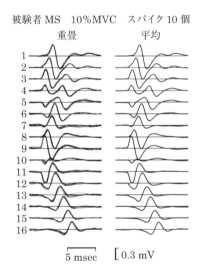

図3.7　複雑な波形と広く分散した神経支配帯をもつ運動単位活動電位[5]
　　　　チャンネル3の最初のピークをトリガー点として用いた

　図3.7に示す運動単位活動電位はさらに複雑な波形を示した．この波形ではチャンネル4〜5間とチャンネル10近傍の2箇所に電位の反転が見られ，神経筋接合部が14mmにわたって分布していた．しかしながら，遠位側の神経支配帯で発生した活動電位は近位側には伝播せず，近位側の電位はピーク1つの3相性であった．

3.3 筋周囲方向の電位分布

3.1節および3.2節では筋線維に沿って表面電極列を配置し，筋電位の伝播パターンを計測した．それでは，筋周囲方向に電極を配置すると，どのような電位が得られるかという疑問がわく．そこで，筋の長軸と直交する方向，すなわち筋周囲方向に多点表面電極列を配置し，筋電位を計測した．この場合，干渉筋電位から有用な情報を得ることは難しいので，3.2節と同様に筋電位信号を視覚的に被験者にフィードバックすることにより，弱い随意収縮下で単一運動単位のスパイク列を導出した．そして，中程度の収縮下において得られた干渉筋電位から目視により複数の運動単位活動を識別した．その結果を用い，運動単位の発火頻度だけではなく運動単位の広がりや波形を解析した．運動単位はそれぞれ特徴的な波形を示し，その波形から筋線維の分布や筋線維上を伝播する活動電位間の時間差を推定した[6]．

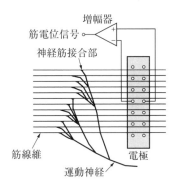

図3.8 電極配置の模式図[6]
24組の電極接点を筋周囲方向に2.5mm間隔で配置した．組となった電極接点間の間隔は筋線維方向に5.0mmとした．この図では簡単のため7組の電極だけを示した

断面が直径1mmのステンレス線を電極接点とした．筋線維方向に5mm間隔で配置した電極接点を組とし，これらの間から差動増幅で筋電位を導出した．この電極接点を24組，筋周囲方向に2.5mm間隔で1列に並べた（図3.8）．これら

の電極接点を筋の形状に合わせて成形したアクリル板に取り付けた．この電極から2通りのパターンで，それぞれ12チャンネルの筋電位を導出した．第1のパターンでは電極列中央の12組を用いた．この接続では筋周囲方向の接点間隔は2.5mmで，30mmの範囲をカバーした．第2のパターンではより広い範囲を対象とするために，電極接点を1個おきに使用し，接点間隔は5.0mm，計測範囲は60mmとした．皮膚をアルコールで拭いた後，電極ペーストは用いずに電極を皮膚に当て，上からカフで巻いて固定した．

被験者は年齢29〜40歳の健康な成人男性4人で，対象とした筋は上腕二頭筋であった．被験者はオシロスコープ上に表示された筋電位を見ながら，弱い随意収縮下で単一運動単位活動電位のスパイク列を発生するように努力した．中程度の随意収縮で筋電位が干渉波形を示した場合には，実験者の視覚的解析により個々の運動単位を識別した．筋電位中に一定間隔で同一波形のスパイク列が出現しているとき，これを単一運動単位活動電位と判定した．

筋電位信号中の特徴的なピークを基準として，波形の重畳および加算平均を行った．重畳波形からスパイク列の波形の同一性を確認し，それを受けて，加算平均により単一運動単位活動電位の波形を得た．

視覚的フィードバックで0.5時間練習した後，単一運動単位活動電位の振幅の大きなスパイク列が3人の被験者で観察された．活動電位のスパイク列は上腕二頭筋の内側，すなわち短頭側からより容易に検出できた．残りの1人の被験者については，1時間の練習の後でも振幅値0.1mV以下の小さなスパイク列しか観察できず，それ以上に収縮力を上昇させると筋電位は干渉波形となった．

図3.9(a)は被験者MSの上腕二頭筋内側，筋の長さ方向で中央部から約20mm近位側の領域から導出した筋電位の原波形を示す．筋周囲方向の電極接点間隔は2.5mmであった．この記録ではチャンネル6〜9にかけてチャンネル間で同期したスパイク列が発生していた．これらのスパイク列はほぼ一定の時間間隔で同一振幅，同一波形で出現していたため，単一運動単位の活動電位であると判定した．図3.9(b)にスパイク列の加算平均および重畳波形を示す．加算平均波形のチャンネル7において小さな三角マークで示したピークをトリガーの時間

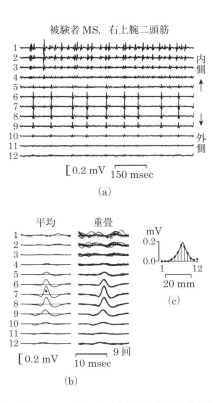

図 3.9 多点表面電極列を用いて上腕二頭筋内側近位部から得た筋電位の一例[6]
筋周囲方向の電極接点間隔は 2.5mm．(a)：筋電位原波形．(b)：加算平均および重畳波形．加算平均および重畳の回数を波形の下に示す．(c)：ピーク電圧の筋周囲方向の分布．この記録では左右対称な分布であった

基準とした．重畳波形を見ると，スパイク列がほとんど同一の波形をもっていたことが確認できる．スパイク間のばらつきはピーク振幅の 10% 以下であった．図 3.9 (c) にピーク時点での振幅値を記録位置に対してプロットした結果を示す．最大振幅はチャンネル 7 に見られた．振幅分布を線で結んで補間したところ，筋周囲方向に左右対称に分布していた．

3.3 筋周囲方向の電位分布

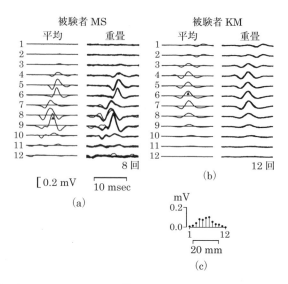

図3.10 筋電位スパイク列の2つの例[6]
波形の下に，加算平均および重畳の回数を示す．(a)：上腕二頭筋の内側近位側から電極接点間隔5.0mmで導出．トリガー点は加算平均波形の中に小さい三角マークで示した．(b)：別の被験者の上腕二頭筋内側近位側から導出．電極接点間隔は2.5mm．(c)：(b)に示した波形のピーク振幅の分布

図3.10に他の2つの単一運動単位活動電位の例を示す．図3.10(a)は図3.9と同一の被験者MSから得られた別の運動単位活動電位である．電極接点間の間隔は図3.9の倍の5.0mmであった．この活動電位の分布範囲はチャンネル4～9の30mmにわたり，この中にチャンネル4～6と7～9において2つのピークを有していた．これは広く分布した活動電位の例である．図3.10(b)は別の被験者KMから電極接点間隔2.5mmで得られた活動電位の波形を示す．チャンネル3～9のピークには互いに時間差が見られなかった．図3.10(c)に図3.10(b)の波形のピークの振幅分布を示す．これを見ると，ピーク振幅はチャンネル7が最大で，チャンネル4が次のピークを示し，筋周囲方向に対称ではなかった．

図3.11～3.13に干渉波形を解析した例を示す．図3.11の記録は被験者MSの上腕二頭筋内側近位側から5.0mmの電極接点間隔で導出した．収縮力は図3.9

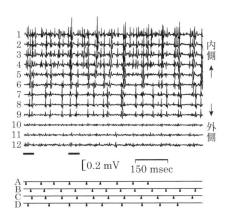

図 3.11　上腕二頭筋内側近位側から得られた筋電位原波形とスパイク発火のタイミング[6]
電極接点間隔は5.0mm．この記録から識別した4つの運動単位の発火タイミングを図下に三角形のマークで示す

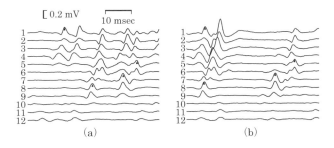

図 3.12　図3.11に示した筋電位波形の一部を時間的に拡大したもの[6]
加算平均および重畳のトリガー点として用いたピークを小さな三角形マークで示す

の場合よりも大きかったが，それでも最大収縮力比で30%以下であった．この記録では内側のチャンネルの方が外側のチャンネル10〜12よりも振幅が大きかった．

　図3.11の記録から視察により4つの運動単位活動電位を分離した．図3.11の記録を時間的に引き延ばした典型的な波形2つを図3.12に示す．これらの部分

は図 3.11 において波形の下に記した 2 本の横線の部分に対応する．図 3.12 を観察すると同一の波形が見られ，これらは元の信号で繰り返し現れていることがわかった．例えば，図 3.12 のチャンネル 6 には 2 つのピークをもった波形がチャンネル 8 のピークの後 1.8ms と 3.8ms のタイミングで現れ，この配置は (a) と (b) の両方に見られた．そこで，小さな三角マークで示した特徴的なピークを抽出し，加算平均および重畳波形を求めた．

　図 3.9, 3.10 と同様な方法で加算平均および重畳を行った結果を図 3.13 に示す．これを見ると，干渉筋電位であっても重畳波形における波形の同一性を確認できた．4 つの運動単位の発火タイミングを図 3.11 下に示す．4 つの活動電位に A 〜 D の記号を割り当てた．それぞれの運動単位活動電位はほぼ一定間隔で現れた．運動単位 A は記録開始後約 0.6 秒の時点で観察できなくなった．それぞれの運動単位ごとに特徴的な波形と振幅分布を示した．図 3.13 の運動単位 B はチャンネル 7 〜 8 にピークがあり，15 〜 20mm の比較的狭い範囲に分布していた．この分布は図 3.9 に示したものと類似していた．ただし，図 3.13 の記録は電極接点間隔 5mm で導出したため，電位分布が狭く見える．図 3.13 の他の 3 個の運動単位は複雑なピークの分布を示した．特に，運動単位 D はチャンネル 1 〜 9 の 40mm にわたって分布するとともに，チャンネル 1 と 9 のピークの間には 4.8ms の時間差があった．この被験者の上腕周囲長は 290mm であったので，40mm の距離は上腕二頭筋短頭全体を覆う程度の広さになる．

　1 つの記録から分離された運動単位活動電位のスパイク列の数は 1 〜 7 個であった．電極位置を変えないで被験者が収縮力を調整すると，活動電位波形の空間的な分布やピークの配置に基づいて最大で 10 個の運動単位を識別できた．検出した中で図 3.10 〜 3.13 のような複雑な波形は例外的で，ほとんどは図 3.9 に示すような 10 〜 20mm にわたって対称に分布する波形であった．3 番目の被験者 SD はこのような単純な波形だけを示した．被験者 KM では図 3.10 (b) に示すようにピーク間には時間遅れはなかったが，筋周囲方向のピーク振幅の分布は左右対称ではなかった．

　今回の計測では表面電極列を筋周囲方向に配置し，分布範囲，筋線維配置，

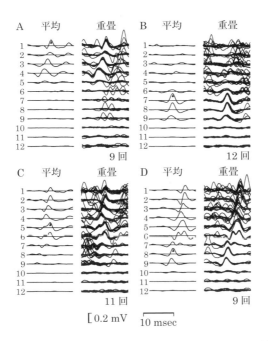

図 3.13　図3.11, 3.12に示した筋電位信号から抽出した4つの運動単位活動電位の加算平均および重畳波形[6]
加算平均波形の中の小さな三角形マークは時間の基準としたトリガー点を示す．それぞれの運動単位活動電位の加算平均および重畳回数は図の下に示す

ピーク間の時間遅れを調べた．検出された運動単位活動電位のほとんどは筋周囲方向に10～20mmにわたって分布していた．したがって，活動電位の空間的なピークを検出するためには，筋周囲方向の電極接点間隔は最も狭い分布の半分である5.0mm以下である必要がある．図3.13に示したような活動電位では，5.0mm間隔で計測した波形は隣り合ったチャンネル間でも大きく変わるので，運動単位活動電位の詳細な分布を知るためには，さらに小さい2.5mm以下の電極接点間隔を用いることが望ましい．

活動電位の空間的な分布は筋線維の分布を反映しているため，逆に，電位分布から運動単位に含まれる筋線維の構成を推定できる．図3.9(c)に示すような単

峰性の狭い分布をもつ活動電位の場合には，運動単位に含まれる筋線維群は皮膚に近い狭い部位に限局して存在していたと推定される．一方で，図3.10や3.13に示すような複雑な波形をもった活動電位では，筋線維群はより広い範囲に分布し，また，筋線維群間の興奮開始にも一定の時間差が存在したものと考えられる．7.5mm離れた位置に2つの電位のピークを有する図3.10(b)，(c)に示す運動単位では少なくとも2つの筋線維群がチャンネル7と4に相当する電極下に存在していた．図3.13の運動単位Dでは活動電位はチャンネル1〜9に40mmにわたって分布していた．この場合には，チャンネルによってピーク間に時間差があったので，単一の筋線維群の容積伝導では説明できない．すなわち，この運動単位の場合には，筋断面において40mm程度の筋線維の分布をもっていたと考えられる．

3.4　格子状多点表面電極

前節までに紹介した筋線維方向および筋周囲方向に配置した多点表面電極を統合し，2次元の**格子状多点表面電極**を開発して筋電位を計測した．そして，単一運動単位活動電位の空間的な分布を計測することにより，神経支配帯の2次元的な配置を推定した[7]．

使用した電極は円筒状のプラスチック板に金メッキした金属製の電極接点を格子状に30×24個配置したものであった（図3.14）．それぞれの電極接点は面積 $0.4mm^2$ の正方形であった．電極接点間の間隔は筋線維方向ならびに筋周囲方向ともに2.54mmであった．今回の計測では，この電極中央部の9×14個の接点だけを用いた（図3.15）．筋線維方向には1つおきに電極接点を用い，接点間の間隔は5.08mmであった．電極接点について，筋線維方向の並びを列，これと直交する筋周囲方向の並びを行と呼ぶことにする．

皮膚をアルコールで拭いた後，少量の電極ペーストを皮膚に擦り込み，電極を押し当て，112チャンネルの筋電位を同時に導出した．個々の筋電位は筋線維方向に隣り合った電極接点間から差動で増幅した．したがって，筋線維方向には8

チャンネルの信号となった．電極の列にA～Nのアルファベットを，行に1～8の数字を割り振り，各筋電位信号に符合をつけた．

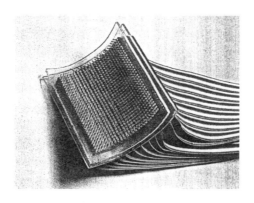

図3.14 格子状表面電極の写真[7]
円筒形のプラスチック板に電極接点を30×24個配置した．電極接点間の間隔は2.54mmとした

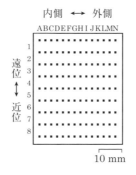

図3.15 計測に使用した電極接点配置の模式図[7]
図3.14に示した電極の中央部に位置する接点を用い，筋線維方向に隣り合った電極接点間から筋電位を差動増幅した．電極接点の間隔は筋線維方向には5.08mm，筋周囲方向には2.54mmとした．導出した信号には列番号(A～N)と行番号(1～8)を組み合わせた符合を割り当てた

余分な電極ペーストが接点間の短絡を引き起こさないように，細心の注意を払った．電極ペーストの量は最小にし，できるだけ皮膚上に均一になるように塗布した．電極の状態は計測した信号により確認した．電極ペーストによる短絡が生じていた場合には，信号の振幅が0に近くなった．一方で，信号中の雑音が大きい場合には，皮膚と電極の間のインピーダンスが高すぎると考えた．もし，ノイズがない筋電位信号が得られたとしても，インピーダンスの大小が筋電位信号の振幅や波形に影響を与える場合も考えられた．このような影響は筋線維方向に伝播する活動電位を観察することによりチェックした．筋線維方向に伝播する活動電位であれば，信号の振幅はほぼ等しくなる．計測後，これらのチェックで不適切と判定された記録は廃棄し，計測をやり直した．

　導出した筋電位から4チャンネルを選択して，オシロスコープに表示し，被験者に提示した．被験者はこれらの信号を見て，等尺性随意収縮下で単一運動単位活動電位のスパイク列を発生させるように努力した．ほぼ一定間隔で同一波形のスパイク列が発生しているとき，これを単一運動単位活動電位であると見なした．収縮力は最大比で30%以下であった．収縮の持続時間は10秒とした．

　筋電位信号を加算平均し，単一運動単位活動電位の波形を抽出した．計測した信号の中で急峻な立ち上がりと大きな振幅をもったチャンネルを選択し，このチャンネル中の波形のピーク時点を加算平均のトリガー点とした．加算平均の数は，8〜15回であった．

　筋線維方向に沿って各列から導出した筋電位信号は活動電位の両側性の伝播を示す．そして，この伝播の開始点は神経支配帯の位置を表す．14列のそれぞれで同定した伝播開始点の位置を総合し，神経支配帯の2次元的な分布図を描いた．神経支配帯推定の位置精度は電極接点間距離の1/4程度で，筋線維方向には1.27mm程度と推定された．一方，筋周囲方向の電位分布からは電極下の筋線維位置を推定した．

　被験者は年齢28〜51歳の健康な成人男性3人で，対象とした筋は上腕二頭筋であった．電極は上腕二頭筋の中央部に配置した．

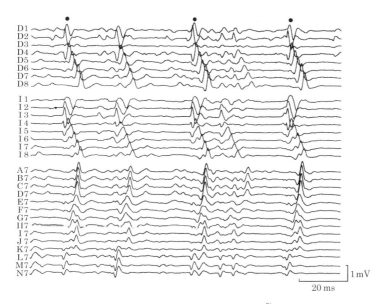

図 3.16 上腕二頭筋短頭から得られた筋電位原波形の一例[7]
上半分の16個の信号は筋線維方向の2つの列DとIから得られたもの，下半分の14個の信号は筋周囲方向の行7から得られたもの．図上の黒丸(●)は加算平均に用いたタイミングを示す(図3.17参照)

　図3.16に上腕二頭筋短頭から得られた筋電位信号の一例を示す．列Dにおいては，チャンネルD3を境に近位側と遠位側の信号が対称になっていた．信号D2〜D1とD4〜D8は筋線維に沿ってそれぞれ反対方向に距離に比例して移動していた．この波形は，D3を開始点として運動単位活動電位が伝播する様子を表している．同様な波形は列Iでも見られたが，伝播の開始点は別のレベルであるI3とI4の中間にあった．信号間の時間遅れから計算したMFCVは4.1m/sであった．この記録では同一の波形が図上の黒丸で示したタイミングで繰り返し出現しており，単一運動単位の活動電位であると推定された．

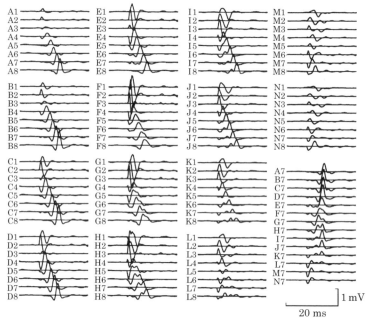

図3.17 図3.16の筋電位信号を黒丸（●）のタイミングを基準にして加算平均した単一運動単位活動電位の波形[7]
加算平均回数は14回．右下に筋周囲方向の行7から得られた電位波形を示す

　図3.16に示した記録についてチャンネルH3のピークをトリガー点として活動電位を加算平均した（図3.17）．列Hの近位側において2つの分離したピークが見られた．これらのピークは異なった場所から時間遅れをともなって発生した活動電位が重畳したものと考えられる．図3.17の波形では14列のそれぞれで異なった位置から電位が発生していた．
　図3.18に，特徴的な4時点における筋周囲方向の電位分布を示す．これを見ると，それぞれの時点で空間的に異なった場所に電位の最大が出現していた．電位の最大はその計測点の下に活動電位を発生する筋線維が位置していることを示している．

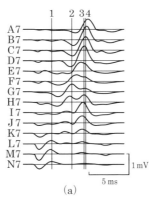

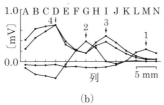

図 3.18 筋周囲方向の活動電位の分布[7]
元の信号は，図3.17に示したもの．(a)：活動電位の加算平均波形を行7に関して並べたもの．図中の縦線は(b)に示した電位分布を計測した4つの時点を示す．(b)：4時点における電位の空間的分布．矢印は各時点の電位分布における最大を示す

図3.16〜3.18に示した記録について，筋線維方向の伝播開始点と筋周囲方向の電位分布の最大点をまとめたものを図3.19に示す．近位側の計測部位においては4つの分布の最大点が存在した．これに対して，遠位側では最大点は1箇所であった．この違いは活動電位が計測点に到達する時間差に起因すると考えられる．神経軸索は近位側から走行してくるので，近位側にある神経筋接合部では遠位側の接合部よりも早く興奮が開始する．近位側の領域では計測点と神経筋接合部間の距離は近位側接合部の方が遠位側接合部よりも小さい．したがって，近位側接合部から開始した活動電位は遠位側接合部からよりも早く到達する．一方，遠位側の領域においては伝播距離の長さが興奮発生の時間差を打ち消し，近位側と遠位側の接合部から開始した電位の間の時間差は小さく，電位分布のピークが

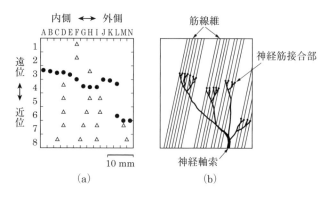

図 3.19 図3.16～3.18に示した記録に対する神経支配帯の空間的分布[7]
(a):黒丸(●)は,筋線維方向の活動電位の伝播開始点を示す.三角(△)は筋周囲方向の電位分布の最大点を示す.(b):(a)の結果から推定した筋線維群と神経支配帯の配置.運動神経の走行は想像上のもの

1つに融合したと考えられる.

計測点に到達する際の時間差は異なった筋線維上のMFCVの差によっても生じ得る.しかしながら,今回の結果では伝播にともなって筋電位の波形が拡散するということはなかったので,少なくとも同じ運動単位の中では筋線維間のMFCVの差は大きくはなかった.

図3.19(a)の分布図を基に,この運動単位の神経支配帯と筋線維の配置を推定した(図3.19(b)).図3.19では4箇所の伝播開始点が見られ,これらに対応して近位側の領域で4つの筋周囲方向での電位分布の極大が見られた.このことは神経支配帯の位置の異なる4つの筋線維群が存在していたことを示している.この運動単位では神経支配帯が筋線維方向に13mmにわたって分布していた.

前述の方法により,それぞれの被験者で3～5個の異なった運動単位が識別された.神経支配帯は1～4個の領域に分布していた.神経支配帯領域の分布の広がりは被験者間で異なり,さらに同一被験者内でも運動単位によって異なっていた.図3.19に示した運動単位は比較的複雑な神経支配帯の構成を示したが,これに対して,約70％の運動単位では図3.20に示すような単一の神経支配帯をもっていた.筋線維方向における神経支配帯の広がりの最大値は20mmであった.

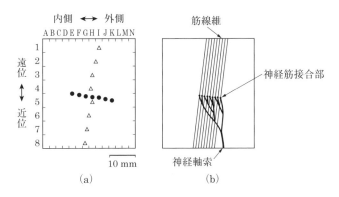

図 3.20 神経支配帯の空間的分布の他の例[7]
この運動単位は単一の神経支配帯領域を有していた．図中の記号については図3.19を参照のこと

格子状表面電極を用いることにより，針電極でも解析できなかったような単一運動単位内の神経支配帯の配置を調べることができた．その結果得られた運動単位の中には，筋線維方向に20 mmにわたって神経支配帯が分布する例が見られた．この分布幅は組織化学的計測により得られた分布の幅よりも大きかった．この違いを解析することは，電気生理学的および組織化学的な今後の研究の対象となる．

3.5 針電極との同時計測

前節までの計測では単一運動単位活動電位を検出するために表面筋電位だけを用いてきたが，表面電極を用いる限りは，収縮力を高めるにつれて多数の運動単位活動電位の干渉波形となり，個々の運動単位活動電位を分離することはできなくなる．そのため，**針電極**を併用して単一運動単位の発火タイミングを検出し，これをトリガーとして表面筋電位を加算平均し，単一運動単位活動電位の伝播パターンを検出することを試みた[8]．

針電極でも通常の方式では収縮力を上げると干渉波形となるが，De Lucaらが開発したPrecision Decomposition法を用いれば，最大収縮力に近いレベル

まで単一運動単位の活動を検出することができる[9),10)]．そこで，Precision Decomposition法と多点表面電極法を組み合わせて，高い収縮レベルで活動を開始する運動単位の活動電位伝播パターンを計測し，神経支配帯の分布を調べた．

使用した多点表面電極は，太さ1mm，長さ10mmの銀線を電極接点として用い，5.08mm間隔で17極互いに平行に配置したものであった．隣り合った電極接点間から差動で16チャンネルの信号を導出し，5kHzでサンプリングした．

針電極は注射針(cannula)の側面に直径50μmの電極接点を4個露出させたもので，電極接点間あるいは電極接点と注射針の間の電位差を3チャンネル同時に導出し，50kHzでサンプリングした．記録した信号は，Precision Decomposition法を用いて対話的に半自動で処理し，複数の運動単位活動電位の発火タイミングを同定した．処理アルゴリズムは波形のパターンマッチングが基本で，類似したパターンを同一の運動単位活動電位と判定した．この際に発火間隔も考慮した．計測時間の経過とともに電極位置が少しずつずれていき，波形が変形することがあるので，それに合わせてマッチングするパターンを更新した．運動単位活動電位を自動的に識別した後，発火のタイミングや波形の類似性を操作者が判別し，結果を修正した．複数の運動単位活動電位が重畳した場合にはマッチングするパターンを引き算して分離した．このようにして得られた個々の発火タイミングを用いて表面筋電位を加算平均した．

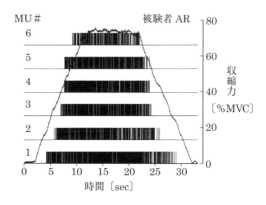

図3.21　運動単位活動電位の発火タイミングを示す縦線と収縮力の変化[8)]

対象とした筋は**前脛骨筋**で，筋電位と同時に足関節の背屈筋力を記録した．計測した筋力をコンピュータ画面に表示して被験者に提示し，指示した筋力軌跡に合わせて収縮を行うように指示した．筋力軌跡は台形で，10秒間で目標レベルに到達し，10秒間保持，その後5〜10秒間をかけて弛緩状態に戻るというものであった（図3.21）．目標収縮レベルは最大収縮力（MVC）比で50〜75%とした．収縮は等尺性で，関節角度が変化しないように筋力計測装置に足部を固定した．

　比較的ゆっくりとした上昇ならびに下降局面を有する台形の収縮軌跡を用いることにより，運動単位の活動参加閾値および活動停止閾値を決定することができる．表面筋電位の加算平均には，収縮レベルを保持している区間の発火を用いた．表面筋電位を加算平均で信頼性高く抽出するためには，約200回の加算が必要であると見積もった．そのため，運動単位の発火頻度を毎秒20回として，10秒間の持続時間を設定した．

　前脛骨筋を対象とした理由としては，針電極により比較的高い収縮レベルまで安定して運動単位の活動が分離識別できることと，表面電極列を用いて活動電位の伝播パターンが検出可能なためであった．被験者は年齢24〜35歳の健康な成人4人（男性3人，女性1人）であった．

　図3.22に示したように，表面電極列は前脛骨筋の遠位側半分を計測するように配置した．針電極は前脛骨筋の長さ方向中央部の表面電極列の近位端付近に刺入した．図3.23に針筋電位の一例を示す．この記録では6個の運動単位が識別された．これら6個の運動単位の活動参加収縮レベルと活動停止収縮レベルを図3.25のグラフ中に θ_1 と θ_2 で示した．

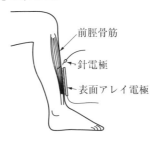

図 3.22　電極配置の模式図[8]

同時に記録した3チャンネルの信号のうち，図3.23の上2つは注射針の側面に露出した電極接点間から記録したもので，一番下の信号は電極接点と注射針の間の電位差を記録したものである．#で示された数字は検出された運動単位の識別番号である．同じ識別番号の部分の波形の同一性を確認することができる．

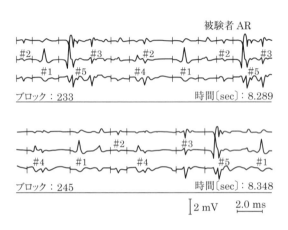

図3.23　針電極で得られた筋電位の一例[8]

図3.23に示すようにして検出した単一運動単位の発火を図3.21に縦線の列で示す．収縮力を増大させるにつれて順次活動参加を始めた運動単位が，収縮力を低下させた際に逆順に活動参加を停止していく様子が観察できた．ただし，活動停止閾値は活動参加閾値よりも高い収縮レベルであった．

図3.24に多点表面電極で記録した筋電位波形の一例を示す．これは図3.23の針筋電図と同時に計測したものである．隣り合ったチャンネルの信号は類似した波形と一定の時間遅れを示し，筋線維に沿った活動電位の伝播が検出できていることがわかる．図中に矢印で示したように，活動電位の伝播開始点はチャンネル5～6間と8～9間に見られ，ここを境にして電位が反対方向に伝播していた．これらの伝播開始点が神経支配帯の位置を示している．表面電極列は前脛骨筋の遠位側に設置したが，近位側に配置した場合には図3.24に示すような伝播パターンは見られず，伝播距離も短かった．前脛骨筋の近位側では筋線維の走行が複雑

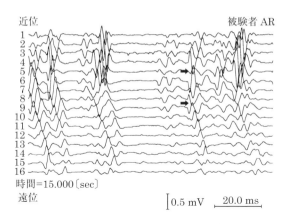

図 3.24 表面筋電位波形の一例[8]

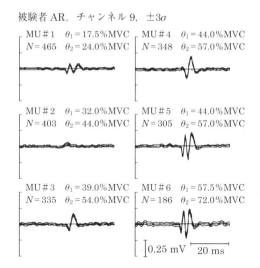

図 3.25 運動単位の発火タイミングを使って加算平均した表面筋電位波形[8]

で,神経支配帯の配置も分散しているためと考えられる.

図3.24に示したような表面筋電位波形を針電極により検出した発火タイミングで加算平均した.その結果を図3.25と図3.26に示す.図3.25は多点表面筋電

位の中のチャンネル9のみの波形である．加算回数は186〜465回で，標準偏差の3倍を加算および減算した波形を重ねて示した．標準偏差の3倍であっても加算平均波形の振幅に比較して十分に小さく，加算平均がうまく機能していたことがわかる．

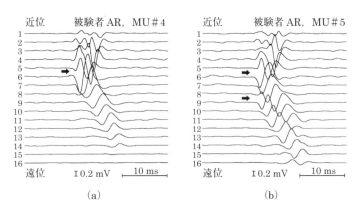

図3.26 加算平均により得られた，図3.25の運動単位#4と#5の16チャンネル全体の表面筋電位信号[8]

検出した6個の運動単位のうち#4と#5と記した2つについて図3.26に16チャンネル全体の波形を示す．図3.24に示した表面筋電位原波形で2箇所の伝播開始点が見られたが，運動単位#5では単一運動単位内でもこれら2つの伝播開始点がチャンネル5〜6間と8〜9間にあることがわかった．一方，運動単位#4ではチャンネル8〜9間の遠位側の伝播開始点は見られなかった．しかしながら，運動単位#4のチャンネル5に着目すると，チャンネル5〜6間の大きな対称形のピークの直前にチャンネル5において下方への小さな振れが見られた．このことは，チャンネル5〜6間の伝播開始点のほかにチャンネル4〜5間にも別の伝播開始点があることを示していると考えられる．運動単位#3においても同様であった．さらに近位側にも伝播開始点が存在する可能性はあるが，前脛骨近の近位側では明確な伝播パターンを検出することができないので，伝播開始点を同定することはできなかった．この記録の6つの運動単位のうち運動単位#2の表面

筋電位振幅は小さく，伝播パターンは明確には見られなかった．

図3.26(b)の運動単位#5において，遠位端のチャンネル16は近位側から伝播してきたピークとは別のピークを示している．この波がどこから発生したかは不明であるが，表面電極列の遠位端は前脛骨筋の腱への移行部の近くに位置していたため，筋と腱の境界における効果が発生した可能性がある．

以上のように，針電極と多点表面電極を併用することにより，最高で57.5% MVCの活動参加閾値をもつ運動単位が検出できた．この運動単位は目標収縮力を75% MVCに設定した際に得られた．さらに参加閾値の高い運動単位を検出するためには，目標収縮レベルを上げる必要があるが，そうすると目標収縮レベルを10秒間維持することができなくなるおそれがある．10秒間の収縮が維持できないと表面筋電位を加算する際に十分な回数が確保できなくなる．しかしながら，表面筋電位の振幅が十分に大きい場合には，加算回数を例えば100回程度に減らすことができるかもしれない．そうすると，収縮の持続時間をより短くでき，収縮レベルも75% MVC以上に設定できる可能性はある．

3.6 表面筋電位のシミュレーション

筋電位の伝播は筋線維に沿って設置した多点表面電極を用いて検出できる．伝播の開始点から神経筋接合部の位置，あるいは神経筋接合の集合としての神経支配帯の位置を推定することができる．前節までは，この伝播開始点を目視により検出していたが，客観性に問題があった．そこで，計算機を使って伝播開始点の位置を自動的に決定する方法を考案した[11]．

この方法は筋線維の**電流源モデル**に基づいている．このモデルの中で伝播開始点の位置は可変パラメータとして扱われる．パラメータに一定の値を設定すると，筋線維上を伝播すると仮定した電流源から表面電位が計算できる．この計算値と実際に計測された表面電位ができるだけ一致するように最適なパラメータを探索する．この方法を用いることにより，上腕二頭筋において長軸方向中央部でいくつかの分離した伝播開始点が検出された．

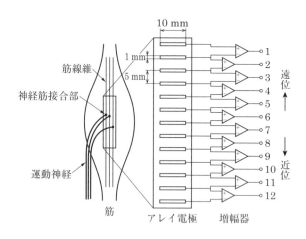

図3.27 運動単位活動電位の伝播を検出するための電極列の構成[11]

　図3.27に電極列の構成を示す．電極接点は直径1mm，長さ10mmのステンレス線を用いた．これを13本平行に配置し，プラスチック板に取り付けた．電極接点間の間隔は5mmとした．この電極から12チャンネルの筋電位信号を同時に導出した．筋電位信号は隣り合った電極接点間から差動導出した．

　皮膚をアルコールで拭いた後，接触点に均一に圧力がかかるように，電極を筋に押し当てた．電極の実質的な接触面積が変化しないように，また，接点間の短絡が生じないように，電極ペーストは使用しなかった．対象とした筋は上腕二頭筋であった．被験者は椅子に座り，一方の端を力計測器につないだベルトを手首に装着した．力計測器で収縮力を計測し，被験者に提示した．被験者は発揮した力のレベルを見ながら指示された収縮力を保持した．増幅した信号は速度5kHzで約0.8秒間サンプリングした．

　上腕二頭筋内側頭から導出した筋電位信号の原波形の一部を図3.28に示す．この記録では運動単位活動電位が一定の時間遅れをともないながら近位側と遠位側に伝播する様子を見ることができる．時間遅れから計算したMFCVは3.8m/sであった．この記録では2つの離れた伝播開始点がチャンネル4～5間と8～9間の2箇所に見られ，この場所では波形が水平軸に関して上下対称の関係になっ

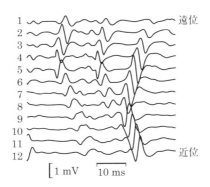

図 3.28 随意収縮時の上腕二頭筋内側から記録した筋電位信号の典型的な波形[11]
　　　　収縮力は 40%MVC

ていた．これらの伝播開始点は神経支配帯の位置を示していると考えられた．

　図 3.28 に示したような記録から伝播開始点の位置を自動的に決定するためには，記録した信号に相関解析を適用することが最初に考えられる．しかしながら，単純な相関解析ではうまく行かない．この困難点を示すために，図 3.28 の

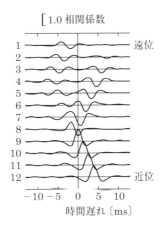

図 3.29　図 3.28 に示した信号の相関関数[11]
　　　　チャンネル 9 を基準として用いた．したがって，9 番目は自己相関関数で時間遅れ 0 において値 1.0 を示す．そして，垂直軸に関して左右対称形である

3.6　表面筋電位のシミュレーション　　45

記録に対する相関関数を図3.29に示した．相関の計算においてチャンネル9の信号を基準とした．図3.28の波形は記録の一部で，持続時間は51.2 msであったが，図3.29の相関は819.2 ms間の記録全体を対象とした．チャンネル9を基準としたので，9番目は自己相関関数となる．その他は相互相関関数である．

図3.29においてチャンネル10〜12に対する相関関数は高い相関値を示した．例えば，11番目の関数の最大値は時間遅れ2.6 msにおいて0.91であった．一方で，遠位側のチャンネル1〜8に対する相関関数は複雑な波形を示し，相関値も低かった．これは，チャンネル4〜5間と8〜9間の2箇所に伝播開始点が存在していたためである．この2つの伝播開始点に対応して，3番目の相関関数は2つの負のピークを示したが，その相関値は−0.33と−0.39であった．これらの相関値は近位側のチャンネルで見られた相関値よりも小さく，意味のあるピークかどうかを判定するには不十分であった．このように，単純な相関解析では伝播開始点の位置を明らかにすることはできなかった．

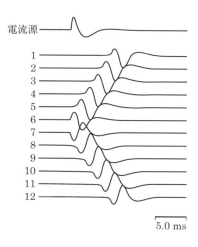

図3.30 筋線維上に仮定した電流（上段）と，この電流により生じた差動増幅された表面筋電位信号[11]
ここで示した波形は計算によって生成したものである．この計算では神経からの駆動信号は単一のインパルスとした．伝播開始点はチャンネル6と7の中間位置に設定し，電流源から電極列までの距離は3 mmとした

そこで，単純な相関解析では明らかにできなかった伝播開始点を自動的に決定する手順を考案した．この手順では，まず，筋線維の線形電流源モデルに基づいて皮膚表面での電位を計算した（図3.30）．伝播開始点の位置はモデルにおけるパラメータとして扱い，計算された皮膚面での電位と計測された電位の差が最小化するように決定した．

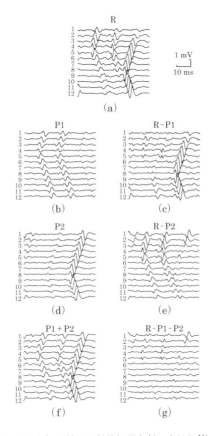

図3.31　図3.28に示した記録に対して信号処理を行った結果[11]
(a)：原波形R．(b)：チャンネル4～5間に位置する伝播開始点から発生する分離された電位P1．(c)：原波形Rから電位P1を差し引いた後の残差波形．(d)：チャンネル8～9間の伝播開始点から発生する分離された電位P2．(e)：原波形Rから電位P2を差し引いた残差波形．(f)：電位P1とP2を合計した波形．(g)：原波形Rから電位P1とP2の両方を差し引いた残差波形

3.6　表面筋電位のシミュレーション

図3.28の記録に対して信号処理を行った結果を図3.31，3.32に示す．図3.31 (a)は信号処理の対象とした原波形Rの一部で，図3.28と同一である．2箇所の伝播開始点を仮定したところ，チャンネル4～5間に開始点をもつ電位P1(図3.31(b))と，チャンネル8～9間に開始点をもつ電位P2(図3.31(d))が分離された．2つの伝播開始点の間の距離は20.1mmで，視察による分析と一致した．電極列から電流源までの距離は遠位側の開始点について2.0mm，近位側の開始点について3.8mmであった．

2つの電位を分離した後，原波形からこれらの電位を差し引いた．電位P1を差し引いた後の残差波形を図3.31(c)に，電位P2を差し引いた後の残差波形を図3.31(e)に示す．これら両電位を差し引いた後の残差波形は図3.31(g)に示したようになる．原波形の平均振幅は0.23mV，P1の平均振幅は0.13mV，P2は0.16mVであり，両者を引いた残差R-P1-P2は0.10mVであった．

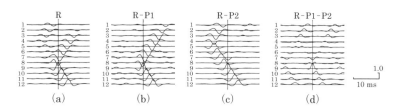

図3.32　図3.31(a)，(c)，(e)，(g)に示した信号の相関関数[11]
チャンネル9の信号を基準とした．したがって，9番目は自己相関関数で，他は相互相関関数である．(a)は図3.29に示したものと同一の相関関数．(b)および(c)に示すように，一方の伝播開始点から発生する信号を差し引くと相関は高くなり，伝播もより明確になった．両方の電位を差し引いた(d)R-P1-P2では，伝播する電位はほとんど見られなくなった

図3.31，3.32に示すように，1つの神経支配帯から発生する電位を差し引くと，他の神経支配帯から発生する電位が明確になった．この効果をより明確に示すために，図3.31(a)，(c)，(e)，(g)に示した波形の相関関数を計算した．その結果を図3.32(a)～(d)に示す．図3.32(a)は原波形の相関関数である．この図3.32(a)ではチャンネル9と遠位側のチャンネル1～8の間の相関は低かったが，分

離した電位を差し引いた後では,残差信号の相関は高くなった(図3.32(b)および(c)).例えば,3番目の相関関数の負のピーク値は原波形では -0.39(図3.32(a))であったのに対し,図3.32(b)では -0.73 になった.同様に,3番目の相関関数の2つめの最小値 -0.33 が,図3.32(c)では,-0.70 になった.両方の電位を差し引いた後の残差波形では,9番目の自己相関関数を除いて,すべての相関値は0.5よりも小さくなった(図3.32(d)).

図3.31(g)の残差は,筋線維に沿って記録部位が移動することにともなう振幅の減少や波形の変形によって生じている.個々の筋線維上では伝播にともなって活動電位の波形は変化しないはずであるから,電極列の場所による波形の変化は,電極列の方向が筋線維の方向とは完全には平行でなかったなどの電極列の配置のずれに起因するものと考えられる.もし,この電極の配置ずれの要因もモデルの

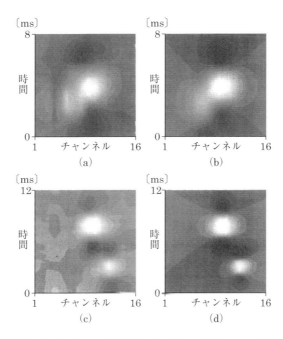

図 3.33 筋周囲方向に配置した多点表面電極を用いて計測した2通りの筋電位信号(a)および(c)に対して,モデルから生成した合成筋電位を当てはめた結果(b)および(d)[14]

中に取り込めば，計測信号と計算信号の間の差はさらに小さくなるであろう．

筋電位のシミュレーションに関する研究は，この後，斎藤ら[12)~14)]によりさらに展開されている．例えば，斎藤らは，3.3節で紹介したものと同様な筋周囲方向に配置した多点表面電極を用いて筋電位を計測し，得られた電位分布に対してモデルに基づいて生成した合成筋電位を当てはめて解析した[14)]．そして，モデルの中に運動単位の分布半径と筋線維密度をパラメータとして含めることにより，これらを推定した（図3.33）．

参考文献

1) Lynn PA: Direct on-line estimation of muscle fiber conduction velocity by surface electromyography, IEEE Trans Biomed Eng, 26, 564-571（1979）
2) Nishizono H, Saito Y, Miyashita M: The estimation of conduction velocity in human skeletal muscle in situ with surface electrodes, Electroencephalogr Clin Neurophysiol, 46, 659-664（1979）
3) Masuda T: Interface device which displays the propagation of motor unit action potentials on a television screen, Med Biol Eng Comput, 23, 493-495（1985）
4) Masuda T, Miyano H, Sadoyama T: The propagation of motor unit action potential and the location of neuromuscular junction investigated by surface electrode arrays, Electroencephalogr Clin Neurophysiol, 55, 594-600（1983）
5) Masuda T, Sadoyama T: The propagation of single motor unit action potentials detected by a surface electrode array, Electroencephalogr Clin Neurophysiol, 63, 590-598（1986）
6) Masuda T, Miyano H, Sadoyama T: A surface electrode array for detecting action potential trains of single motor units, Electroencephalogr Clin Neurophysiol, 60, 435-443（1985）
7) Masuda T, Sadoyama T: Topographical map of innervation zones within single motor units measured with a grid surface electrode, IEEE Trans Biomed Eng, 35, 623-628（1988）
8) Masuda T, De Luca CJ: Technique for detecting MUAP propagation from high-threshold motor units, J Electromyogr Kinesiol, 1, 75-80（1991）
9) Mambrito B, De Luca CJ: A technique for the detection, decomposition and

analysis of the EMG signal, Electroencephalogr Clin Neurophysiol, 58, 175-188 (1984)
10) Stashuk D, De Luca CJ: Update on the decomposition and analysis of EMG signals, In: Desmedt JE (ed) Computer-aided electromyography and expert systems, Amsterdam, Elsevier Science Publishers, 39-53 (1989)
11) Masuda T, Sadoyama T: Processing of myoelectric signals for estimating the location of innervation zones in the skeletal muscles, Front Med Biol Eng, 1, 299-314 (1989)
12) 斎藤健治, 増田正, 岡田守彦：表面筋電図逆解析シミュレーションによる筋単位サイズと筋線維密度の推定, 体力科学, 53, 391-401 (2004)
13) 斎藤健治, 増田正, 岡田守彦：表面筋電図逆解析により推定した活動筋単位の位置の妥当性, 体力科学, 53, 549-557 (2004)
14) 斎藤健治, 増田正, 岡田守彦：表面筋電位から推定する運動単位の構造, バイオメカニズム, 18, 199-208 (2006)

第4章
神経支配帯の位置と分布

　多点表面筋電図から得られる情報の1つが神経支配帯の位置と分布である．これらは，筋標本を染色するなど，侵襲的な方法でしか調べることができなかったが，多点表面電極を用いることにより，あくまで皮膚に近い筋の表層に限られた範囲に対してではあるが，非侵襲的に調べることができるようになった．

　まず，筋電位の伝播が容易に計測可能な上腕二頭筋を対象にして，神経支配帯の位置と分布を調べた．また，単に目視ではなく，計算機による自動的な信号処理により筋電位の伝播開始点を決定する方法を開発した．さらに，より精密な神経支配帯分布を調べるために，電極接点を2次元的に配置した格子状電極を用いた．

　次に，同じ手法をほかの筋に適用した．四肢の代表的な筋を調べた後，体幹の筋や顔面の筋を調べた．僧帽筋など筋電位の伝播が明瞭に見られた筋と，腓腹筋のように伝播の検出が困難な筋があった．このような違いは筋線維走行や腱との接続形態に起因するものと考えられた．

4.1　上腕二頭筋

　第3章で述べたように，多点表面電極を用いることにより，筋電位の伝播が計測でき，伝播開始点から神経支配帯の位置を推定できる．この方法を用いて，上腕二頭筋の表面全体における神経支配帯の位置を調べた[1]．

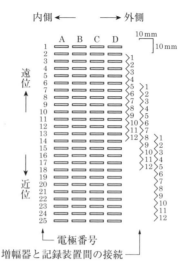

図 4.1　電極配置の模式図[1)]
　　　　図中右側にある数字は増幅器への接続と記録チャンネルの番号を示す

　図4.1に示すような構成で，ステンレス製の電極接点を25×4の形でアクリル板に配置した．それを右上腕二頭筋の形にフィットするように成形した．各接点は直径1mm，長さ10mmであった．これらを筋線維方向には5mm間隔で，筋周囲方向には2.5mmの隙間をあけて配列した．各接点には遠位から近位に1～25の番号を付け，電極の列については内側から外側へA～Dとした．筋電位信号は各列内の隣接する接点間から導出した．図4.1にまとめたように，同時に12チャンネルの筋電位信号を4列の電極において記録した．電極と増幅器の間をスイッチで切り替えて，それぞれの列からの記録を3つの区間に分割した．その結果，多点電極全体をカバーするためには12区間が必要であった．被験者は筋力計に接続したベルトを手首に取り付け，オシロスコープに表示された筋力水準を見ながら，指定された収縮力を保持した．筋力は最大随意収縮力（MVC）の40%とした．被験者は健康な男性3人で，年齢は28～38歳であった．

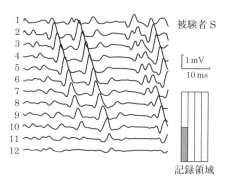

図 4.2 電極の内側近位部を用いて導出した筋電位信号[1]
左側の数字は記録チャンネルの番号を示す

図 4.2 に電極の最も内側の列 A の近位部から筋電位信号を導出したものの一例を示す.チャンネル 2 ～ 10 の信号はすべて同じ波形で同じ時間差であった.この記録においてチャンネル 2 の信号は電極ペア A14 ～ A15 から導出されたもので,チャンネル 10 の信号は電極ペア A22 ～ A23 からのものであった.したがって,活動電位は筋線維に沿って 40mm を伝播したことになる.チャンネル 4 と 5 の信号間の相関係数は 0.985 で,相関値の最大を与える時間差は 1.4ms であった.時間差と電極接点間距離 5mm から筋線維伝導速度(MFCV)は 3.6m/s と計算された.

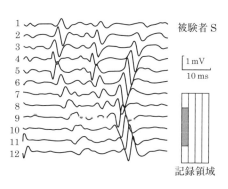

図 4.3 電極の内側中央部を用いて導出した筋電位信号[1]

図4.3は電極列Aの中央部からの記録を示す．筋電位が近位側と遠位側に伝播している様子が見て取れ，記録された信号が遠位側領域と近位側領域で対称になっていた．しかし，伝播する波形の発生点は1つではなく，2つあることが示された．1つ目は電極A10にあるチャンネル4〜5の間で，2つ目は電極A14のチャンネル8〜9の間であった．このように，2つの神経支配帯が電極列Aの下で活動していた．このようなパターンは列BやCでも見られ，神経支配帯の位置や距離は列ごとに異なっていた．被験者SやMでは上腕二頭筋の中央部に10〜20mm離れて2つの領域があった．被験者Yでは他の被験者のように大きく離れた神経支配帯はなかったが，詳細に見ると列Bの下に2.5mm離れた2つの神経支配帯が認められた．

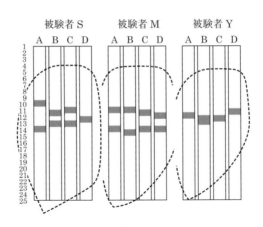

図4.4　伝播反転位置の分布図[1)]
　　　反転位置は図中にアミかけで示した．破線は筋の概形を表す

　神経支配帯は筋の中央部に帯状に存在することが明らかになった．しかし，調べた3人の被験者で分布のパターンはそれぞれ異なっていた．測定時において多点電極の列AとBは上腕二頭筋の短頭上に置かれ，列CとDは長頭上に置かれていた．したがって，被験者SとMの2人では上腕二頭筋の短頭と長頭上に2つの神経支配帯領域があったことになる．

10mmの接点幅のある表面電極でも列ごとに信号を十分に分離できることがわかった．図4.4に示した分布パターンのうち特に被験者Sのものでは各列にある伝播の反転がいろいろなレベルで分布しており，言い換えれば，各電極列は接点の下にある運動単位の異なった活動を検出していることになる．2つの伝播の反転が観測された図4.3の記録は上腕二頭筋の最も内側の位置から導出されたもので，長頭の運動単位の活動電位によって影響されることはほとんどなく，2つの伝播の反転は短頭内に神経支配帯が2つあることを示している．

4.2　神経支配帯位置の自動推定

前節で説明した方法では伝播する筋電位の開始点を視察により決定した．伝播開始点の決定にあたっては，得られた信号の反転位置が2つの信号の中間点にあるのか，あるいは1つの信号の振幅がほとんど0で，それを挟む上下のチャンネルが対称になっているのかといった関係を基に，電極間隔以上の分解能が期待できる．しかしながら，視察による解析には客観性に欠けるという問題点があった．そこで，計算機を用いて筋電位信号を自動的に解析し，伝播開始点を決定する方法を開発した[2]．3.6節ではモデルに基づいた方法を紹介したが，本節ではモデルのような仮定を置かず，視察作業をできるだけそのまま計算機処理に置き換える方法を用いた．

直径1mm，長さ10mmのステンレス線を電極接点として使用した．13本の接点を間隔5mmで互いに平行に配置し，直線的なアレイ電極にした．これらの接点を筋の形にフィットするようアクリル板に取り付けた．皮膚表面をアルコールで拭いた後，アレイ電極を筋の長軸に沿って設置し，接点が均一な圧で固定されるようカフで押さえた．筋電位信号を隣接する電極接点間から双極性に導出した．調べた筋は上腕二頭筋であった．被験者は健康男性8人で，年齢は24〜38歳であった．力計測器に接続したベルトを腕に取り付け，変換器出力の表示を見ながら設定された収縮力を維持した．

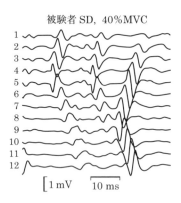

図 4.5　上腕二頭筋の中央部から得られた筋電位信号の典型的な波形[2]

　図4.5に示した記録は上腕二頭筋内側の中央部から導出した筋電位信号の代表的なものの一部であり，図4.3と同一である．この記録の中で近位側と遠位側の両方に伝播している活動電位を観測することができる．図4.5では伝播が反転する中心がチャンネル4～5の間と8～9の間の2箇所に見られた．

　記録チャンネル間の関係を自動的に決めるためには，相関分析が一般的な方法である．しかしながら，一般的な相関分析の難しさは計算対象が記録全体にわたっている点にある．神経支配帯からの活動電位の伝播は視覚的には明確であるが，異なった場所に神経支配帯のある数個の運動単位が活動し，それらの活動電位が一緒に検出されると，相関関数では電位の伝播を明らかにすることができない．そこで，記録信号をいくつかの短いセグメントに分割した後に相関分析を適用した．セグメントは異なる神経支配帯から広がる活動電位を排除するためにできるだけ短くなければならないが，同時に個々の活動電位の持続時間を含むための長さが必要である．筆者らは5kHzのサンプリング速度で20個のサンプル点に相当する4msのセグメントが最も適当であると判断した．この長さは図4.5で観測した活動電位の持続時間よりわずかに短い．

　相関の計算では特定のチャンネルのセグメントを基準として使用した．振幅が一定の閾値より大きいという条件を満足し，かつ，その区間の中間の位置で零交

差するセグメントを選んだ．双極記録法を使っているために，個々の活動電位には2つかそれ以上の相があり，少なくとも1個以上の零交差があるはずである．基準とその他のセグメントの間で相関を計算した．他のチャンネルのセグメントは4msの同じ長さとしたが，振幅や零交差の条件によっては制限しなかった．相関の最大値から基準に対するセグメントの時間差を決定した．時間差は筋線維に沿う電位伝播によって生じ，神経支配帯からの距離に比例するはずである．

処理の次のステップでは3つの隣り合うチャンネルから得られた時間差に対して直線回帰を適用することにより，伝播の方向と速度を評価した．回帰の計算は特定のチャンネルの遠位側と近位側の両方に独立して適用した．そして，2つの回帰直線の交差する位置を伝播の発生点とした．

回帰直線の交差する位置を1mm刻みのヒストグラムとして累積した．ヒストグラムを記録全体に対して得られた評価の総数で正規化した．正規化する前のヒストグラム・スコアは他の条件と同様，収縮力にともなって変化する．しかし，正規化後のスコアの相対比はこれらの条件によって影響されない．ヒストグラムのピークは神経支配帯の位置を示しており，さらに正確にいえば，広がりのある神経支配帯の中心を示している．

計算処理において誤った評価を取り除くためと計算時間を減らすために，3つのパラメータを使用した．第1のパラメータはAMPで，基準セグメントを選択するために用いた．4msのセグメントは平均振幅がAMPの設定値より大きいときに基準として選んだ．振幅が小さい活動電位は他の電位やノイズの影響を受けやすく，時間差の信頼性や相関値も低くなる．AMPの値は収縮力に応じて決めるべきであるが，異なった収縮条件のもとで得られた結果の間で比較を容易にするために50μVに固定した．

第2のパラメータCORは相関値に関係する．電位の発生点に最も近いチャンネルを想定して，遠位側の3つの値と近位側の3つの値の合計6個の相関値の平均がCORより大きかった場合に，手順を次のステージに進めた．このパラメータにより2つの運動単位活動電位の干渉やノイズ信号によって生じる相関の低い信号を取り除いた．CORは0.9に設定した．

第3のパラメータREGは回帰誤差をチェックするために使用した．回帰誤差は回帰演算によって評価された時間差と，相関分析によって得られた時間差との違いの平均誤差として定義した．電位の伝播が距離に比例しないと回帰誤差は大きくなる．2つの回帰直線のいずれに対しても回帰誤差がREGの設定値より大きくなると，伝播の方向が信頼性のないものと見なされ，交差の位置はヒストグラムから除外した．REGは0.1msに選んだ．これはサンプリング間隔0.2msの半分に相当した．

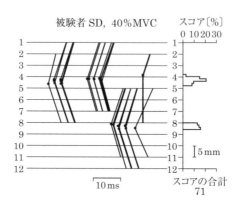

図4.6 伝播する電位の推定軌道を表す2つの回帰直線と，それらの交点から得られた伝播開始点の位置[2)]
処理対象となったデータは図4.5に示したものである．得られた伝播開始点の位置を1mm刻みのヒストグラムにして右側に示した．ヒストグラム中の数値は交点全体の数に対する比率である．ヒストグラム中の2つのピークが図4.5に見られた2箇所の伝播開始点に対応している

図4.5に示した記録に対して推定した伝播の軌跡と，得られた回帰直線が交差する位置を図4.6に示す．図の右側に示した交差位置のヒストグラムにおいて，20mm離れた2つの明確なピークがあった．このピークは図4.5のチャンネル4～5の間と8～9の間の2つの伝播が対称となる位置と正確に一致した．得られた交差の総数は51.2ms間のデータに対して71個で，ここには勾配が大きい間違った推定も含んでいた．伝播の勾配は平均値で6.3 ± 1.0 s/m，MFCVにすると4.0 ± 0.6 m/sに相当した．ヒストグラムの2つのピークはそれぞれ4mmと3mm

の範囲に広がっており，推定位置の精度を表していると考えられる．

4.3 格子状電極による2次元分布の計測

3.4節で紹介した2次元**格子状多点表面電極**を用いて，上腕二頭筋における神経支配帯の分布を調べた．今回の格子状電極では計測範囲が限られるため，1つの筋に対して計測を繰り返し，それらの結果を統合して筋全体の神経支配帯を明らかにした[3]．

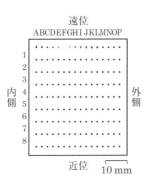

図4.7　電極接点の配置[3]
　　　筋電位信号は筋線維方向に5.08mmの間隔をもった接点間から双極法で導出した．筋周囲方向の間隔は2.54mmであった．導出した信号には列(A〜P)と行(1〜8)の組合せで番号をつけた

用いた格子状電極は3.4節で説明したものと同一であった．電極は30×24個の金メッキされた接点から構成されていた．個々の接点は0.4mm^{2}の接触面積をもち，半円筒状のプラスチック板に取り付けられた．接点の間隔は筋線維走行方向とその筋周囲方向でともに2.54mmであった．今回の計測では9×16個の接点を用い，電極接点間隔は筋線維方向で5.08mm，筋周囲方向で2.54mmとした．電極の検出領域は40×40mm^{2}となった．筋線維方向を列，筋周囲方向を行と呼ぶことにした．

皮膚表面をアルコールで拭いた後，電極用ペーストを皮膚に薄く擦り込み，電

極を手で保持して筋に押し当てた．この条件で皮膚のインピーダンスは直流でおよそ500kΩであった．各信号は筋線維方向に対して隣り合う電極接点間から双極性に導出した．各列からは8チャンネル，全体では128チャンネルの筋電位信号を同時に導出した．列にはA～P，行には1～8の番号をふり，これらの文字と番号の組合せで個々の信号を識別した(図4.7)．

　被験者は年齢22～51歳(平均33歳)の健康な成人男性7人であった．対象とした筋は上腕二頭筋で，収縮力は手首で計測した．

　筋電位信号はコンピュータに接続した128チャンネルのAD変換器で同時サンプリングした後，直ちにコンピュータに接続したグラフィックディスプレイに波形を表示した．波形を見ることで，電極条件によって影響される信号の質をチェックした．

　収縮は力発揮の立ち上がりと立ち下がりを含めて10秒以下にした．収縮力が目標値に達した後，信号の質をモニタし，満足するものであれば，活動電位を1秒間サンプリングした．実際の収縮保持は3～4秒であった．最大随意収縮力の25，50，75%の3レベルの収縮を行った．収縮レベルや電極位置を変えることにより，各被験者について20～30回の筋電位を記録した．そして，記録位置を調整して，マップを重ね合わせた．

　各列から導出された筋電位信号は筋線維に沿って両方向に伝播する様相を示した．この伝播の開始点を視覚的に確認した．すなわち，波形が対称になっていて，開始点の片側の少なくとも2チャンネルの活動電位に時間差があるものを選択した．さらに開始点が1つの列で確認できると，隣の列でも開始点を確認してチェックした．もし，開始点が1つの列に存在して隣の列になければ，開始点は2つの独立した活動電位となる．

　こうした基準にもかかわらず開始点を誤判定することもありえる．そこで，同じ記録の中で開始点の出現が繰り返しているかどうかをチェックした．各記録は1秒間の信号から成り立っており，運動単位の発火は10～20回発生しているはずである．1つの記録の中で1～2回しか出現しなかった開始点は誤判定によるものと判断して棄却した．16列の開始点の位置をまとめ，格子状電極の計測範

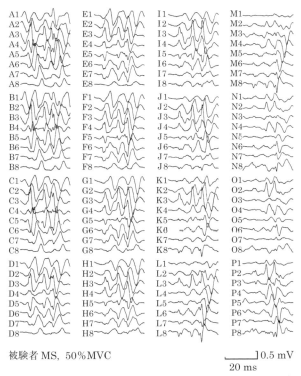

被験者 MS, 50%MVC　　　　　　　　　]0.5 mV
　　　　　　　　　　　　　　　20 ms

図4.8　上腕二頭筋から導出した筋電位信号の典型的な波形[3]
　　　ここに示したものは1秒間の記録の一部である

囲にある神経支配帯のマップを得た．

　次のステップは伝播の開始点を集約して，筋表面全体の神経支配帯のマップを構築することであり，これを20〜30回の記録で確定した．小さなマップ内での伝播開始点の相対的な位置は正確であったが，絶対的な位置は格子状電極を筋に押し当てることにより数ミリ動いてしまうために信頼性に欠ける．そこで，1列のアレイ電極で得た粗いマップと結合させた．

　図4.8に128チャンネルで同時記録した筋電位信号の一部を示す．これらの波形は増幅器の出力をそのまま表示したもので，特別な信号処理はしていない．活動電位の伝播は格子状電極の各列から導出された信号に明確に現れていた．例え

ば，列Cでは信号の極性がC4のところで変わっていた．C4に対する近位側の活動電位は一定の時間差でシフトしていた．一方，遠位側の活動電位は反対方向にシフトしていた．これらの波形はC4チャンネルで発生した活動電位の伝播を意味している．伝播開始点における極性の反転は活動電位の双極差動記録によるものである．同様の時間差は他の列でも見られたが，開始点の位置は列ごとに異なっていた．

列Kでは対称波形がK5とK6で認められたが，そこで発生した活動電位の伝播が確認できなかった．一方，列JとLの波形では伝播が確認できた．列Jでは活動電位はJ6からJ5に伝播し，列LではシグナルはL6からL5に伝播していた．K5とK6の対称的な波形は2つの異なった活動電位によるものと思われた．行7での開始点は列K〜Nで認められ，ほかの開始点は列M〜Pの行3の周りに存在していた．

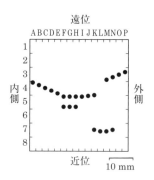

図4.9 図4.8に示した記録から得られた伝播開始点の分布図[3]
　　　伝播開始点は，視察により，伝播する電位の反転位置から求めた

図4.8に示した伝播開始点を図4.9にまとめた．図4.9の開始点は図4.8の記録の波形全体から得られたものである．そのため，開始点のうち例えばF5〜H5のそれは図4.8には現れていない．記録位置や収縮力を変えることにより得られたそれぞれの記録に対して，伝播の開始点の同様なマップを得た．図4.8は非常に複雑な波形を示していたが，ほとんどの記録では伝播の様子はさらに明確で，

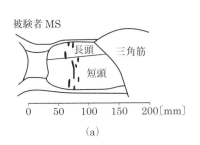
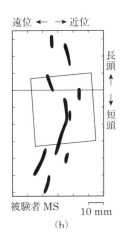

図 4.10 上腕二頭筋全体の神経支配帯の分布[3]
(a):神経支配帯は上腕二頭筋の筋腹において筋の長さ方向中央部に分布していた.(b):神経支配帯分布を筋周囲方向に展開した図.中央の四角は図4.8および4.9に示した記録の導出領域を示す

得られたマップもより単純であった.

各被験者から得られたそれぞれ20〜30個のマップを結合することにより,上腕二頭筋の神経支配帯分布の全体マップを作成した.図4.10(a)は被験者MSの神経支配帯を示しており,これは図4.8と4.9に示したものと同じ被験者である.図4.10(b)は筋全体の神経支配帯の詳細マップである.同図にある中央の四角は図4.8と4.9に示した格子状電極で測定した記録領域を表している.被験者MSの神経支配帯は9個の明確な群に分かれて分布しており,筋の中央部において幅30mmの帯状に広がっていた.

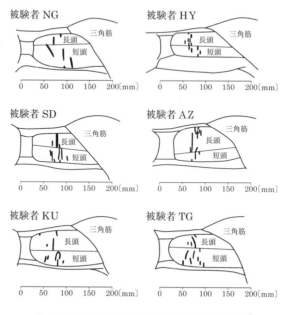

図 4.11　6人の被験者における神経支配帯分布[3]

　図4.11はその他の被験者6人の神経支配帯を示す．上腕二頭筋の神経支配帯は一般に筋の中央部に分布していたが，神経支配帯の広がりや数は被験者によって異なっており，さまざまであった．例えば，被験者NGでは幅が60mmにわたっており，6個の明確な群に分かれていた．また被験者HYは小さな領域に分かれていて，数が多かった．今回対象とした被験者7人では6～13個（平均10個）の群に分かれ，筋線維に沿った幅は30～60mm（平均38mm）であった．
　さらに，神経支配帯の活動を3つの異なった収縮レベルで調べた．ある神経支配帯は高い収縮レベルでのみ活動が見られたが，本実験では収縮レベルの関数として神経支配帯の活動パターンを明らかにするには収縮レベルの数が少な過ぎた．
　Monsterら[4]やYamadaら[5]も同様の格子状電極を用いて神経支配帯の位置を調べたが，神経支配帯が分かれて群をなしていることまでは明らかにしていな

い．この違いは電極接点の間隔によると思われる．彼らが用いた電極の間隔は7mmで，筋周囲方向に関しては筆者らが使用したものに比べて約3倍大きかった．

4.4　四肢の筋

　多点表面電極を四肢の筋を中心としたいろいろな筋に適用し，それらの筋における伝播する活動電位の検出可能性を調べた．伝播する電位が検出できた筋については，伝播の開始点から神経支配帯の位置を推定した．腕，足，体幹，首，顔における26の代表的な筋のうち，19の筋で活動電位の伝播が検出できた．ほかの7つの筋では活動電位の伝播が検出されなかったか，弱い収縮でのみ検出された[6]．

　被験者は健康な成人6人（男性4人，女性2人）で，年齢は21〜42歳であった．電極列は直径1mm，幅10mmのステンレス線16本で構成したものであった．接点の間隔は5mmで，プラスチックのシートに平行に配列した．アルコールで皮膚表面を拭いた後，電極ペーストを使わないで電極列を皮膚表面に置いた．被験者は静的条件で指定された随意収縮を行った．隣接する接点間から15チャンネルの活動電位を同時に双極導出した．

　筋線維の走行方向に沿って電極列を配置し，筋電位波形を見ながら電極列の位置と方向を調整し，明確な伝播が観測できる最適位置を探した[7]．

　表面電極で計測可能な26の代表的な筋を調べ，結果を表4.1にまとめた．表4.1の左列に示した19の筋については，活動電位の明確な双方向への伝播を認めた．これらの筋では活動電位の伝播を検出するうえで収縮レベルの上限はなかった．逆に，強い収縮において伝播は一層明確となった．

　表4.1の右列に＊で示した4つの筋では，伝播の方向は被験者や収縮力に依存していた．ある被験者では弱い収縮条件で双方向の伝播を示したが，収縮レベルを中程度から強いレベルに上げると，伝播が他の電位と重なり合って観測できなくなった．右列にあるほかの3つの筋，腓腹筋，脊柱起立筋，咬筋はどの収縮レベルでも伝播が認められなかった．

表 4.1　筋ごとの伝播する運動単位活動電位の検出可能性[6]

運動単位活動電位の双方向伝播が見られた筋	運動単位活動電位の双方向伝播が見られなかった筋
上肢	
僧帽筋	
三角筋	
大胸筋	
上腕二頭筋	
上腕三頭筋	
腕橈骨筋	
手，手首，指	
円回内筋	
尺側手根屈筋	
浅指屈筋	
総指伸筋	
短母指外転筋	
小指外転筋	
下肢	
外側広筋	大腿直筋*
内側広筋	半腱様筋*
前脛骨筋	腓腹筋
	ヒラメ筋*
背部，体幹	
広背筋	脊柱起立筋
顔，首	
胸鎖乳突筋	前頭筋*
眼輪筋	咬筋
口輪筋	

＊これらの筋は弱い収縮で双方向の伝播を示したが，中程度以上の収縮ではそうした伝播を示さなかった．

　図4.12は**内側広筋**から記録された代表的な筋電位原波形で，活動電位の両側性伝播を示している．同図において遠位側の1〜8チャンネルで導出された活動電位は記録位置に沿って直線的な時間差のある同じ波形を示した．同様に，近位側のチャンネル9〜15の活動電位は反対方向に直線的な時間差を示した．この近位側と遠位側の活動電位の対称的な波形は活動電位が筋線維に沿って伝播するこ

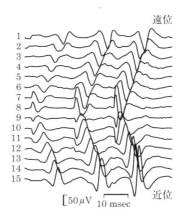

図4.12 内側広筋から導出した筋電位の原波形[6)]
このような波形から筋線維に沿った活動電位の双方向性の伝播を読み取ることができる

とを表している．そして，チャンネル8, 9に見られた伝播の開始点は神経支配帯の位置を示している．この記録には近位側において振幅の増大があったが，これは筋線維と電極列が一直線に並んでいないことに起因すると考えられた．

図4.13は**外側広筋**と内側広筋の神経支配帯と活動電位の伝播方向を示す．内側広筋の神経支配帯は筋線維の走行方向と直角に筋の中央部にあったが，外側広筋の神経支配帯は遠位側に位置していた．

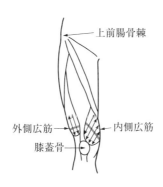

図4.13 内側広筋および外側広筋における筋電位の伝播方向と神経支配帯の位置[6)]

4.4 四肢の筋

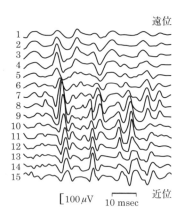

図 4.14　腓腹筋から導出した筋電位原波形[6]

　図4.14は**腓腹筋**の外側から導出した伝播していない活動電位の例を示す．電極列は脛骨と平行に置いた．この記録では活動電位のピークが隣接するチャンネルと同期しており，時間遅れがなかった．電極列の方向を変えてみても，活動電位の伝播は見られなかった．

　表4.1に示したように，19の筋で双方向に伝播する活動電位を確認したが，これらの筋のいくつかでは伝播が限られた場所でしか観測できなかった．例えば，前脛骨筋では伝播は筋の遠位側半分にしか見られず，伝播の発生点は遠位側の1/3であった．前脛骨筋の近位側半分では伝播は不明確か観測不能であった．

　図4.15は前腕と手の筋の伝播方向と神経支配帯の位置を示す．前脛骨筋と同様，尺側手根屈筋は筋腹の近位側ではなく腱に近い遠位側で伝播が見られた．その他の筋では神経支配帯は筋腹の中央部に分布していた．浅指屈筋では個々の指のいろいろなレベルに対応して神経支配帯があった．この筋では第2指の屈曲にともなって電位が発生したが第5指の屈曲では検出されなかった．しかし，第3指と第4指の電位は常に検出できた．このことは電位の発生点をモニタすることにより，個々の指の活動を区別できるということを示している．同様の弁別は総指伸筋でも可能であった．

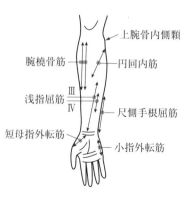

図 4.15　前腕および手における筋電位の伝播方向と神経支配帯の位置[6]

　本節では，伝播する活動電位を検出できる筋を，一部を除いて表4.1で示しただけであるが，Saitouら[8]は同様な手法で調べた神経支配帯の分布図を四肢の25筋に対して示している．一例として，前腕における神経支配帯の分布を調べた結果を図4.16に示す．また，Barberoら[9]は四肢と体幹の43筋についてそれぞれ40人の被験者で調べ，伝播する活動電位の検出可能性と神経支配帯位置をアトラスとしてまとめている．

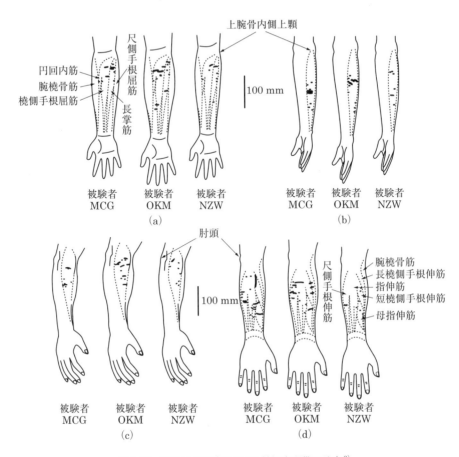

図 4.16 前腕および手における神経支配帯の分布[8]

4.5 体幹の筋

　多点表面電極を用いて神経支配帯の位置を推定する方法を3つの体幹背部の筋，**僧帽筋**，**広背筋**，**脊柱起立筋**に適用できるかどうかを調べた．これらの筋は人間工学の問題や腰痛を含む応用分野に関係する．僧帽筋では活動電位の明確な伝播が確認でき，神経支配帯は筋線維中央の狭い領域に分布していることが明ら

かになった．広背筋の活動電位伝播は僧帽筋ほど明確ではなかった．しかし，神経支配帯を特定することは可能であった．広背筋の神経支配帯は広い領域に散らばっていたが，分布は一様ではなく，脇の下に集中していた．多くの別個の筋で構成されている脊柱起立筋は明確な活動電位の伝播を示さず，神経支配帯は表面電極列手法では確認できなかった[10],[11]．

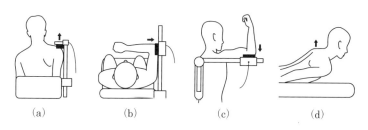

図 4.17　筋電位と収縮力を測定する際の姿勢[10]
(a)：僧帽筋（上部，中央部），(b)：僧帽筋（下部），(c)：広背筋，(d)：脊柱起立筋

被験者は年齢20〜48歳の健康な成人男性5人であった．静的条件で筋を収縮させた．収縮力は実験椅子に取り付けた力変換器で，図4.17に示したような姿勢で測定した．筋は被験者MSを除いて，すべて右側のみで行った．被験者MSの左側の僧帽筋は左右を比較するために調べた．収縮力は測定装置上に表示し，被験者は指定された筋力を随意的に発揮した．最初に最大収縮を行い，次に最大収縮の50%収縮を行った．できるだけ筋疲労を少なくするために，個々の収縮は5秒以下に抑えた．筋の表面全体を調べるために，それぞれの筋で30〜50回収縮を行った．今回の装置では脊柱起立筋の収縮力を測定することが難しかったので，被験者は収縮力を特定しないで，重力に抗するように上体を持ち上げた（図4.17(d)）．

アルコールと電極ペーストで皮膚表面を処理した後，多点表面電極を筋の長軸に沿って置いた．多点表面電極は直径1mm，幅10mmのステンレス線16本を間隔5mmで構成したものであった．多点表面電極の隣接する接点間から15チャン

ネルの信号を同時に導出した.

筋電位信号を双極で導出しているため,近位側と遠位側に伝播する活動電位の波形は極性が反転し,図4.18に示すように対称となる.対称となる点が活動電位の発生点であり,神経支配帯の位置を示している.この位置を皮膚の上にインクでマークした.筋の表面全体に対して電極を動かすことにより,神経支配帯の空間的な分布を明らかにした.明確な伝播が見つけられない場合には,多点表面電極の方向を変えた.

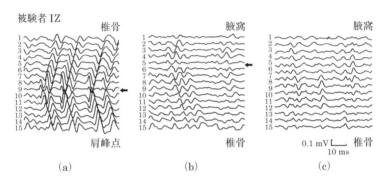

図4.18 体幹背部の筋から導出した筋電位信号の原波形[10]
図中右側の矢印は,推定された神経支配帯の位置を示す.(a):僧帽筋(上部),(b):広背筋,(c):脊柱起立筋(胸最長筋)

神経支配帯の確認に対する筋疲労の影響は無視できると思われた.被験者は筋疲労を最小限にするために,収縮の間に休憩を取った.たとえ疲労が起こったとしても,疲労によるMFCVの低下は神経支配帯を挟んだ筋線維の両側に対して同じであると考えられ,両方向性の活動電位伝播は対称のままであり,伝播の対称性に基づいて確認した神経支配帯も同じ位置のままになるはずである.

僧帽筋はすべての被験者で活動電位の明確な双方向性伝播を示した(図4.18 (a)).活動電位は筋線維の長軸の中間点で発生し,腱に向かって伝播していた.伝播は肩峰点と脊椎を結ぶ線に沿っていた.一般に僧帽筋上部では肩峰点に向かう伝播は脊椎に向かうものよりも明確であり,中部や下部では脊椎に向かう方向

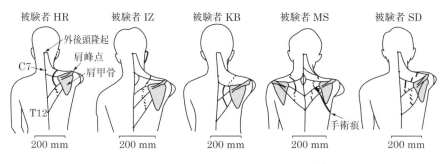

図 4.19　僧帽筋における神経支配帯の分布[10]

の伝播が明確であった．間隔 10 mm で導出された 2 つの信号間の相互相関係数の値として，0.95 以上を得ることは容易であった．活動電位の明確な双方向性伝播から神経支配帯の位置を容易に見つけることができた．神経支配帯は肩峰点を中心に弧を描くように細い帯状に分布していた（図 4.19）．帯の幅は 10 〜 50 mm で，被験者により異なっていた．

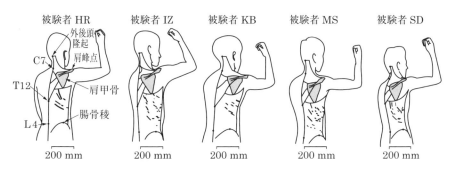

図 4.20　広背筋における神経支配帯の分布[10]

広背筋での活動電位の伝播は僧帽筋ほど明確ではなかったが，神経支配帯の位置を見つけることはできた（図 4.18（b））．活動電位は脇の下から腸骨稜か椎骨までの全体の間を伝播しておらず，筋の幅広い領域から発生し，数センチの短い距離を伝播していた．明確な伝播は脇の下と肩甲骨の下近傍で観察された．その他

の領域では腸稜骨か椎骨の近傍で活動電位の振幅が小さくなり，伝播が不明確になった．広背筋の中間部では脇の下や腸稜骨から椎骨への活動電位の伝播はお互いに混ざり合っていた．図4.20に示すように神経支配帯は多層の帯にまき散らされており，脇の下を中心に分布していた．細かい分布は被験者によりさまざまであった．

　脊柱起立筋は，腸肋筋，最長筋，棘筋の3つの束で構成されている．これらの個々の筋は起始と停止が異なるいくつかの筋で構成されている．脊柱起立筋はこのように構造が複雑である．本研究では胸最長筋と腰腸肋筋を主に調べた．被験者が伏臥位姿勢で上体を起こしている間，脊柱起立筋の調べたい場所から活動電位を導出し，収縮に関連する筋電位信号を記録した．しかし，活動電位の伝播や神経支配帯は確認できなかった（図4.18(c)）．いくつかの記録の中で時間差のある信号を観察したが，活動電位が本当に脊柱起立筋からのものか，あるいは他の筋からのクロストークによるものかは確認できなかった．

4.6　顔面の筋

　顔は心の鏡であるといわれるように，表情は個人の感情や心理状態に関する多種多様な情報を発信している．1986年にフランスのDuchenneが顔のさまざまな筋を電気的に刺激して表情を作り出すという革新的な実験を行って以来，表情は科学的な研究対象として扱われるようになった．現在では，表情を判別することにより感情を推定しようという試みがさまざまな方法で行われている．

　表面筋電図による方法はそうした試みの1つである．顔の皮膚表面に電極を貼付するという煩わしさはあるが，小型の電極を用いることにより煩わしさを最小限に抑えることができる．表情に対応した筋活動を精度よく計測するためには，あらかじめ神経支配帯の分布を確認し，電極位置をその部位から外すように配置することが必要である．そこで，多点表面電極を用いて顔面の筋の活動電位の伝播を計測し，神経支配帯の位置を推定した[12]．

　被験者は健康な成人男性2人と成人女性1人であった．対象とした顔面の筋は

表情筋においては**前頭筋**，**鼻根筋**，**眼輪筋**，**口輪筋**，咀嚼筋においては**咬筋**であった．

咀嚼筋を除く顔面筋は**皮筋**で，試技において収縮力が調整できないため，「できるだけ強く収縮させる」という教示で収縮を行わせた．各筋の試技は前頭筋では「眉を上げ額に横のヒダをつくる」，鼻根筋では「鼻根に横のヒダをつくる」，眼輪筋では「目を強く閉じる」，口輪筋では「口先を尖らせる」，咬筋では「歯を強く噛み締める」とした．

電極は直径1mm，長さ4mmの銀線を用いた．銀線の表面を塩化させてAg-AgClとし，3mm間隔で6本平行に並べた多点電極を作成した．5チャンネルの筋電位伝播パターンから，波形の極性が反転するチャンネルを視察により選択した．その位置を神経支配帯とし，皮膚上にサインペンでマークした．

1　前頭筋

被験者TS（図4.21）では筋の中央や上部に神経支配帯を確認することができた．神経支配帯の分布は左右で異なり，左側の前頭筋では帯状の分布が見られ，右側の筋では上下に多少のばらつきのある分布であった．ほかの2人では明確な神経支配帯の分布が認められなかった．

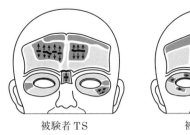
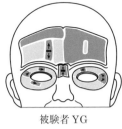
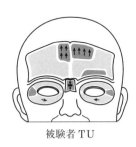

被験者TS　　　　　　被験者YG　　　　　　被験者TU

図4.21　前頭筋，鼻根筋および眼輪筋の神経支配帯[12]

2　鼻根筋

　神経支配帯はすべての被験者において筋の中心，正中線上に見られた．筋電位の伝播波形についても神経支配帯の上方と下方で時間遅れにともなった波形が認められ，明瞭に神経支配帯が確認できた．個人差はほとんど認められなかった．鼻根筋では筋線維が平行に走行していると推測された．

3　眼輪筋

　眼輪筋では筋電位の導出が比較的容易に行えた．しかし，波形の極性が反転する神経支配帯は同定できず，導出された筋電位波形も複雑なものが多かった．被験者TSでは両目の目じりにあたる部位で筋電位の導出が困難だった．筋電位の伝播が確認できたのは左目の下部で数箇所のみにとどまった．被験者YGでは他の被験者に比べ筋電位の伝播波形が得られた部位が多かった．

4　口輪筋

　口輪筋（図4.22）では筋電位の導出が比較的容易で，筋電位導出ができないような部位は見られなかった．神経支配帯は3人の被験者で確認でき，筋電位の伝播波形も特定部位で得られた．被験者TSでは唇上方の正中線上に神経支配帯が見られた．神経支配帯の上下で正中線より外側に向かう筋電位伝播波形を導出した．また上唇上方の左部でも神経支配帯を確認できた．下唇の下方の数箇所で筋電位の伝播を確認した．口角の左右では複雑な波形が導出された．被験者YGでは上唇上方の正中線上より左方で神経支配帯が確認できた．さらに下唇の下方で

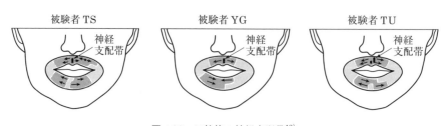

図4.22　口輪筋の神経支配帯[12]

口角より正中線に向けて伝播する筋電位信号を得た．被験者TUでは上唇上方の正中線近くに広い範囲で神経支配帯を確認できた．さらに，唇の下方では被験者TS同様に外側に向かう筋電位伝播波形を導出した．

Lapatkiら[13]は格子状表面電極（直径2mm，電極間隔4mm，6×10を2個）を用いて，口輪筋の右下部すなわち口角下制筋，下唇下制筋，頤筋の神経支配帯と筋線維方向を詳しく調べた．この研究の目的は複雑な顔面筋の神経生理学や解剖学の基礎的な知見を得ることと，ボツリヌストキシンの注射によって筋の過緊張を緩和するために，正確な神経支配帯位置を確定することであった．

5　咬筋

咬筋では，一部を除いたほとんどの対象領域で筋電位の伝播が確認できた（図4.23）．筋電位の伝播は筋の下部からはじまり上行するものが多く見られた．被験者TSでは左の咬筋の筋電位導出は良好であったものの，右の筋ではわずかな

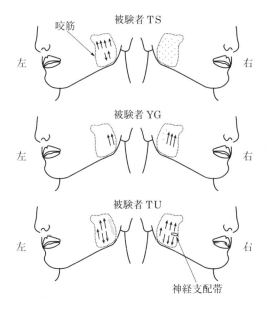

図4.23　咬筋の神経支配帯[12]

筋電位の導出しかできなかった．被験者YGでは筋の下部で波形の反転が認められた．咬筋左の内側ではチャンネル間での位相のずれをともなわない，判定の難しい波形領域が見られた．被験者TUでは筋の下部で波形の反転をともなう筋電位伝播波形が多く見られ，神経支配帯も確認できた．

6 まとめ

これらの計測で明確な神経支配帯の分布が確認されたのは鼻根筋，および口輪筋であった．口輪筋では口唇上方の中央部に神経支配帯が存在していたが，下方では筋電位の伝播方向などから分布の規則性は認められなかった．ここでは神経支配帯が散在している可能性，さらに口輪筋の筋束（下唇下制筋，頤筋）と交錯することで，筋電位伝播波形の相互相関係数が低下したことが推察される．口角付近で複雑な波形が得られたのも，同じように他の表情筋が交錯していることが原因と考えられる．口角には大頬骨筋，笑筋，口角挙筋，口角下制筋などの多くの筋が停止している．

前頭筋と眼輪筋では伝播方向が特定できなかったことから，神経支配帯の分布を確認することができなかった．Masudaら[6]は活動電位の両側伝播を明確に示さなかった筋として前頭筋や咬筋を挙げていた．これは次のような筋の解剖学的特徴によるものと推測される．

① 筋線維がお互いに数センチしか平行に走行していない．
② 皮膚と筋線維が平行ではない．
③ 神経支配帯が筋全体に分布している．
④ 筋線維の構築パターンが他の骨格筋と異なる．

1つの骨格筋を構成する筋線維は筋の全長にわたり，途中で終わることなく連続していると考えられていた．しかし，1980年代後半になって脊椎動物のさまざまな骨格筋で筋束内に終わる短い筋線維が見出され[14]，これら短い筋線維による骨格筋構築が例外的なものでないことが認知されるに至った．

Tokunagaら[15]は電極間隔が3mm，接点の直径が1mmの格子状電極（17×11）を製作し，咬筋と側頭筋の神経支配帯位置を詳しく調べた．それによれば，

腱が存在するために咬筋の神経支配帯は筋全体の下部に，側頭筋は上部に分布していた．

参考文献

1) Masuda T, Miyano H, Sadoyama T: The distribution of myoneural junctions in the biceps brachii investigated by surface electromyography, Electroencephalogr Clin Neurophysiol, 56, 597-603 (1983)
2) Masuda T, Miyano H, Sadoyama T: The position of innervation zones in the biceps brachii investigated by surface electromyography, IEEE Trans Biomed Eng, 32, 36-42 (1985)
3) Masuda T, Sadoyama T: Distribution of innervation zones in the human biceps brachii, J Electromyogr Kinesiol, 1, 107-115 (1991)
4) Monster AW, Pittore J, Barrie W: A system for the rapid acquisition of surface potential maps of human skeletal muscle motor units, IEEE Trans Biomed Eng, 27, 110-112 (1980)
5) Yamada M, Kumagai K, Uchiyama A: The distribution and propagation pattern of motor unit action potentials studied by multi-channel surface EMG, Electroencephalogr Clin Neurophysiol, 67, 395-401 (1987)
6) Masuda T, Sadoyama T: Skeletal muscles from which the propagation of motor unit action potentials is detectable with a surface electrode array, Electroencephalogr Clin Neurophysiol, 67, 421-427 (1987)
7) Masuda T: Interface device which displays the propagation of motor unit action potentials on a television screen, Med Biol Eng Comput, 23, 493-495 (1985)
8) Saitou K, Masuda T, Michikami D, Kojima R, Okada M: Innervation zones of the upper and lower limb muscles estimated by using multichannel surface EMG, J Human Ergol, 29, 35-52 (2000)
9) Barbero M, Merletti R, Rainoldi A: Atlas of Muscle Innervation Zones, Springer (2012)
10) 白石恵，岡田守彦，増田正，佐渡山亜兵：筋電位多点計測による体幹背部の神経支配帯の分布，バイオメカニズム，11, 193-203 (1992)
11) Shiraishi M, Masuda T, Sadoyama T, Okada M: Innervation zones in the back muscles investigated by multichannel surface EMG, J Electromyogr Kinesiol,

5, 161-167 (1995)
12) Sugahara T, Sadoyama T, Hosoya S, Kamijo M, Masuda T: Innervation zones of the facial muscles estimated by using multichannel surface EMG, Proceedings The 15th Congress of the International Society of Electrophysiology and Kinesiology, 59 (2004)
13) Lapatki BG, Oostenveld R, Van Dijk JP, Jonas IE, Zwarts MJ, Stegeman DF: Topographical characteristics of motor units of the lower facial musculature revealed by means of high-density surface EMG, J Neurophysiol, 95, 342-354 (2006)
14) Hijikata T, Wakisaka H, Yohro T: Architectural design, fiber-type composition, and innervation of the rat rectus abdominis muscle, Anat Rec, 234, 500-512 (1992)
15) Tokunaga T, Baba S, Tanaka M, Kashiwagi K, Kimura K, Kawazoe T: Two-dimensional configuration of the myoneural junctions of human masticatory muscle detected with matrix electrode, J Oral Rehabil, 25, 329-334 (1998)

第5章
筋線維伝導速度の計測

多点表面筋電図によって得られた筋電位伝播パターンから筋線維伝導速度(MFCV)を求めることができる.本章ではMFCVを求めるための方法をまとめた.筋電位スペクトルの窪み(ディップ)の周波数から間接的にMFCVを推定する試みもあったが[1],ここで紹介するのは2チャンネル以上の筋電位信号間の時間差を基にした方法である.計測点間の距離と信号伝播に要する時間からMFCVを計算することができる.

筆者らの研究の端緒となったLynn[2]によるMFCV計測の報告では,2チャンネルの筋電位信号間の時間差を**零交差**(ゼロ・クロス)のタイミングから求めた.筆者らもこの方法を発展させた方法を提案した[3].しかしながら,計算機の速度が向上した現在においては,これらの方法の実際的な価値は低くなってしまったといえる.

信号処理の面から最も適切と考えられる方法は,2つの信号間の相互相関関数を計算し,相関値が最大となる時間差を求めることである.ただし,時間差を精度よく求めるためには,単純な計算だけでは不十分であるため,周波数領域で補間を行って位相差を求めるMcGillら[4]の方法を紹介する.

3チャンネル以上の筋電位信号を統合して全体的なMFCVを求めるためには,モデルを基にした方法が有効である.筋電位発生のモデルを作成し,その中の未知パラメータとしてMFCVを設定する.実測された筋電位信号とモデルから生成された計算結果ができるだけ一致するような最適なモデルのパラメータを求めることにより,MFCVの推定値を得ることができる.

本章の最後では，多点表面電極列と筋線維の走行方向にずれが生じた場合に，これがMFCVの推定値に与える影響についての筆者らの研究を紹介する[5]．

5.1 零交差法

Lynnの報告[2]を参考にして，平行3極電極で筋電位の伝播を計測した（図5.1）．個々の電極接点は皮下を走行する筋線維に直交するように配置した．そして，2チャンネルの筋電位信号間の時間差からMFCVを計算した．時間差を計算する方法として2つの信号間の相互相関関数を用いる方法があるが，計算量が多く長い処理時間を要する[2]．

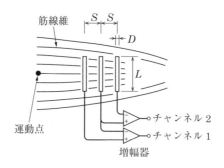

図5.1 電極配置の模式図[3]

この欠点を克服するために，Lynn[2]はデジタル帯域通過フィルタで前処理した筋電位信号に零交差法を用いる方法を提案した．この方法では2チャンネルの筋電位信号の対応する零交差の時間差を計算する．その際，デジタル・フィルタで前処理することにより，零交差の対応をずらすような信号のふらつきを取り除くことができる．ただし，この方法では電極接点間の間隔が処理速度に関係してくる．Lynnが用いた接点間の間隔は15mmであったが，これを，より小さな筋にも対応できるように5mmにすると，同じ程度の誤差を達成するためにはサンプリング速度は3倍となり，当時のコンピュータを用いて実時間で連続的に処理するには速すぎて対応できなかった．

そこで筆者らは，同じく零交差に基づくものの，AD変換やデジタル・フィルタを用いない方法を提案した[3]．この方法であれば，処理速度はAD変換や計算機の処理速度に依存しない．

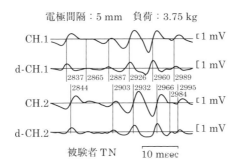

図5.2 筋電位信号の例[3]
CH1，CH2は増幅器からの出力．d-CH1，d-CH2は，それぞれCH1，CH2の微分波形．図中の縦線は上向きの零交差が発生した時点を示す

使用した表面電極はLynn[2]と同様な構成で作成した．電極接点は直径1mm，長さ10mmのステンレス線であった（図5.1）．この電極接点を3個，互いに平行になるように，間隔5mmあるいは15mmで配置した．したがって，電極の全長は10mmあるいは30mmとなった．対象とした筋は上腕二頭筋で，等尺性および等張力性の条件下で計測した．被験者は年齢27〜37歳の健康な成人男性3人であった．被験者は上腕を下垂，前腕を水平に保った姿勢で，手掌に鉄製の重りを保持した．このようにして2チャンネルの筋電位を計測したところ，非常に相関の高い信号が得られた．相関係数は平均で0.9以上であった．代表的な波形の一例を図5.2に示す．

次に，2チャンネルの筋電位信号間の時間差を計測するための零交差法を提案する．この方法では一定の基準に基づいて不要な零交差を取り除く．1つの基準は，零交差が生じた際の信号の勾配があらかじめ設定した閾値θよりも大きいことである．この基準により信号の小さな揺らぎによって発生した零交差は処理の対象から除外される（図5.2）．この方法を勾配閾値零交差法と呼ぶことにす

る．しかしながら，単純な微分波形は信号の高周波成分を強調し，不要なノイズを導入することにつながる．そこで，帯域を制限した高域通過フィルタを使用した．零交差近傍の波形は正弦波の一部と見なすことができる．零交差を挟んで負のピークから正のピークに至る時間は，活動電位が電極接点の組の1つからもう1つの接点の組まで移動する時間に対応する．零交差時点における勾配の大きさを抽出するためには，高域通過フィルタの下限周波数が正弦波の周波数よりも小さい必要がある．MFCVの下限を3m/s，電極接点間隔を5mmと仮定すると，負のピークと正のピークの間の時間差は1.6msになる．これが正弦波の半周期となるので，周波数は300Hzとなる．これが，高域通過フィルタの下限周波数の目安となる．フィルタによる位相差が遮断周波数で45°となるので，フィルタ後のピークは零交差の0.4ms後となる．すなわち，この時点でのフィルタされた信号をθと比較する必要がある．

次に，θの値を決定しなければならないが，最適なθを求めるための理論的な手法は存在しないため，実験的に確かめることにした．そこで，計測された筋電位信号に対してθを変え，$SD/\sqrt{N}$を評価した．ここで，SDは時間遅れの標準偏差，Nは時間遅れの計算に使用した零交差の数である．$SD/\sqrt{N}$が小さいほど平均値の推定精度が高いことを意味する．$SD/\sqrt{N}$が最小になるθが最適な閾値となる．

θを決めるために，電極接点間隔5mmで筋電位を記録した．負荷の重さは1.25，2.5，3.75kgとした．導出した筋電位信号を速度5kHzでAD変換した．筋電位の微分波形は高域通過フィルタを通した後，サンプリングすることによって得た．その後，零交差の検出と時間差の平均値の計算を行った．零交差間の時間差は隣り合ったサンプル値の間を線形補間することにより，0.04msの時間刻み（25kHzのサンプリング速度）で計算した．θはチャンネル1の信号の平均振幅σで割って正規化した．

このようにして得た勾配閾値零交差法の結果を先に報告されたデジタル・フィルタ法の結果と比較した．さまざまな相関係数をもったテスト信号の組を生成するために，上腕二頭筋の同じ場所から2回に分けて筋電位信号を記録した．一方

の信号を基準とし，それに時間遅れを処理したものに第2の信号をノイズとして加算しテスト信号とした．ノイズの量を変化させて複数のテスト信号を生成し，勾配閾値零交差法とデジタル・フィルタ法の両方で処理した．最後に，両方の方法でSDを計算した．

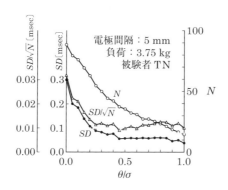

図5.3　閾値θと，処理された零交差の数N，対応する零交差間の時間差の標準偏差SDおよび$SD/\sqrt{N}$ [3)
θは，筋電位信号の平均振幅値σで正規化した

図5.2に示した記録から計算したSD，N，$SD/\sqrt{N}$をθに対してプロットした結果を図5.3に示す．横軸は平均振幅σで正規化したθである．θを0から$1.0 \times \sigma$まで増大させると，平均時間差は$1.18 \sim 1.24$msの間でばらつき，θとともに増大する傾向にあった．相関関数から求めた時間差は6サンプル点，1.2msであり，これはMFCVでは4.17m/sになった．

図5.3に見られるように，Nはθを大きくすると減少した．SDはθが小さい区間では指数的に減少し，θが大きい区間では比較的一定の値となった．これら2つを合わせると，$SD/\sqrt{N}$は最初指数的に減少したが，θが大きくなるとわずかに増大する傾向を示した．

θの最適範囲を決めるために，$SD/\sqrt{N}$の平均波形を図5.4に示した．これは，被験者TNの5回の記録の平均を3つの負荷レベルに対してプロットしたものである．ほかの2名の被験者も同様な傾向を示したが，絶対値は2つの筋電位信号

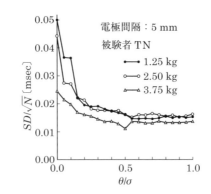

図 5.4　$SD/\sqrt{N}$ から決定した閾値 θ の最適な範囲[3]
　　　$SD/\sqrt{N}$ のそれぞれの曲線は負荷を3段階に変えて測定した．それぞれ5回の記録の平均である

間の相互相関に依存して変動した．図5.4を見ると，θ がおおよそ $0.3 \times \sigma$ 以下では，$SD/\sqrt{N}$ は指数関数的に減少し，それ以上ではほぼ一定となった．したがって，$0.3 \times \sigma$ 以上の閾値であることが必要になる．一方で，θ が大きくなると，使用できる零交差の数が減少する．その結果，不適切なデータが混入したときに受ける影響が大きくなる．すなわち，最適な θ の範囲は，$0.3 \sim 0.5 \times \sigma$ が適切と考えられる．この範囲内であれば，θ の設定はそれほど正確である必要はなく，また，平均振幅で正規化しているために，最適閾値は負荷の大きさ，すなわち，筋収縮レベルにも依存しなくなる．

　勾配閾値零交差法とデジタル・フィルタ法の比較結果を図5.5に示す．勾配閾値零交差法の閾値は $0.3 \times \sigma$ に設定した．2秒間のデータにおける零交差の回数は勾配閾値零交差法では60，デジタル・フィルタ法では140であった．図5.5に1名の被験者から独立に得た4回の結果をまとめて示す．推定された時間差は真値3.65m/sの $\pm 2\,SD/\sqrt{N}$ の範囲内にあった．両方法において $SD/\sqrt{N}$ は相関係数が1.0から0.8に低下すると増大する傾向にあったが，方法間で比較すると，勾配閾値零交差法の方が常にデジタル・フィルタ法よりも $SD/\sqrt{N}$ の値は小さかった．

　零交差の信頼性を判定する指標として信号の勾配を使用したことの妥当性に関

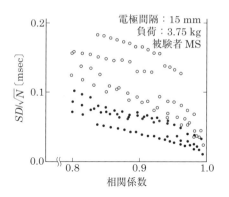

図5.5　勾配閾値零交差法(●)とデジタル・フィルタ法(○)の比較[3)]
　　　相関係数が0.8〜1.0の範囲に収まるようにして生成した4個の独立したモデルデータから$SD/\sqrt{N}$の値を計算した

しては理論的な裏付けはないが，モデルデータを基にその優位性を検証した．また，モデルデータを用いて最適な閾値を決定した．閾値の設定は任意に行え，実験的に求めることになるが，勾配閾値零交差法による結果は閾値の選択にそれほどは左右されない．図5.3および5.4に示したように，最適な閾値の範囲内では推定した時間遅れのばらつきは比較的一定になっていた．また，負荷の大きさを変えても，筋電位信号の平均振幅σで正規化した閾値の最適な値はほぼ同じであった．したがって，電極接点間隔を変えなければ，筋の収縮レベルによらず閾値のパラメータは変更する必要はないが，閾値自体は筋電位積分値の振幅に応じて変化させる必要はある．この点で，閾値の最適値が広い範囲にあることは，適応的に閾値を変化させるうえで有利に働く．

　$SD/\sqrt{N}$を指標にして比較した結果，勾配閾値零交差法はデジタル・フィルタ法よりも優れた成績を示した．ただし，使用した零交差の数は勾配閾値零交差法が，デジタル・フィルタ法に比べて，半分程度であった．

5.2　相互相関法

　MFCVを求める一般的な方法は，伝播する筋電位信号間の時間差と伝播距離から計算する方法である．伝播する筋電位信号がほぼ同一の波形で時間差だけを有する場合には信号間の**相互相関関数**を計算することにより，相関が最大となる時間遅れを求めることができる．

　ここで問題となるのはサンプリング時間の刻みである．伝播距離を20mm，MFCVを4m/sと仮定すると，伝播に要する時間は5msになる．筋電位信号のサンプリング周波数を5kHzと高めに設定しても，信号間の時間差はサンプル数に換算すると25点に過ぎない．相関が最大となるピーク位置が1点ずれると，4%の違いになり，MFCVの推定値にも同程度の変化が生じる．筋疲労度の推定など微妙な変化を対象とする場合には推定精度をさらに向上させる必要がある．そのためには，伝播距離を長くして時間差の絶対値を大きくするか，サンプリング周波数をさらに上げる，あるいは，相関関数を補間して分解能を向上するなどの対策が必要になる．

　伝播距離を上記の2倍の40mmにできれば，時間遅れも2倍になり，時間分解能に起因する誤差は半分になる．逆に，伝播距離が半分の10mmしかないときには誤差は倍になる．大きな筋ほど伝播距離は長く取れる可能性があるが，筋が大きくても神経支配帯が筋の長さ方向の中間にあれば，有効な伝播距離は筋の長さの半分以下になり，またこの半分以下の領域にわたって同一の波形で伝播する筋電位が観察できるとも限らない．したがって，この方法は対象とする筋によって適用が制限される．

　サンプリング周波数に関しては表面筋電位信号の周波数成分はせいぜい500Hzまでとされているので，サンプリング周波数を1kHz以上に上げても信号から得られる情報量が増えるわけではない．相関関数の補間に関しては筆者らも最大付近の3点を使って2次関数を当てはめ，その最大を与える時間遅れを求めたこともあった．この方法で実際的にはMFCVの時間的な変化を連続的にとらえることはできたが，手法に関する理論的な裏付けがなかった．

相関関数を補間する信号処理に関しては，サンプリングした離散的な信号には元の連続的な信号の情報がすべて含まれているので，フーリエ変換および逆変換すれば元の信号が再現できる．この再現された連続的な信号に対して相互相関関数を計算すれば，任意の刻みで信号間の時間遅れを求めることができる．しかしながら，この方法を直接的に実施することは計算の効率面で問題である．

　このような状況で，McGillら[4]は2つの信号をフーリエ変換した後に，周波数領域で信号間の位相差，すなわち時間遅れを求める方法を発表した．この方法は信号処理の分野では古くから知られていたが，筋電図の分野に適用できることを示した点で価値があると思われる．

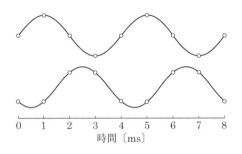

図5.6　伝播する2つの信号を正弦波で模式的に表したもの
　　　　実線が元の連続波形，その上にある白丸がサンプルされた信号値を表す

　McGillらの提案した手法を説明するために，伝播距離を7.5mm，MFCVを5m/s，サンプリング周波数を1kHzと仮定する．このとき，信号間の時間遅れは1.5msとなる．模式的に，2つの信号として上記の時間遅れ1.5msをともなった正弦波を図5.6に示した．元の連続波形では信号間の波形の同一性は認識できるが，サンプルされた白丸で示した信号値にだけ着目すると，同一性の把握は難しくなる．

　この2つの信号に対する相互相関関数を図5.7に示す．元の連続信号に対する相関関数は時間遅れ1.5msで，最大相関1.0となるが，サンプルされた信号に対しては時間遅れ1msと2msで同じ相関値を示し，ピークが明確ではなくなる．

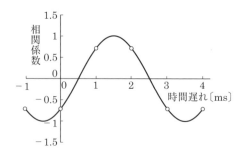

図 5.7 伝播する2つの信号間の相互相関関数
実線が連続波形に対するもの，その上にある白丸がサンプルされた信号に対するもの

McGillらの方法では相関の最大を求めるために，まず2つの信号をフーリエ変換する．時間をt，基準となる信号を$s(t)$，時間差をともなった信号を$x(t)$，サンプリング間隔をT，信号間の時間遅れをϕTとする．このとき，2つの信号間の差を最小にするようなϕを求めることが課題となる．詳細は元の論文を参照していただきたいが，要点としては以下のとおりである．

ϕを逐次的にニュートン法で求めるために，繰り返しのステップpでのϕを$\phi^{(p)}$とする．$\phi^{(p)}$での信号間の誤差の二乗和，

$$e^2 = \sum_{n=0}^{N-1} [x((n+\phi)T) - s(nT)]^2$$

の1回微分と2回微分は，

$$\frac{de^2}{d\phi} = \frac{4}{N}\sum_{k=1}^{N/2-1}\left(\frac{2\pi k}{N}\right) Im\{X_{k,\phi}S_k^*\}$$

$$\frac{d^2e^2}{d\phi^2} = \frac{4}{N}\sum_{k=1}^{N/2-1}\left(\frac{2\pi k}{N}\right)^2 Re\{X_{k,\phi}S_k^*\}$$

となる．ここで，S_kとX_kは$s(t)$と$x(t)$のフーリエ変換，S_k^*はS_kの複素共役，Reは複素数の実部，Imは虚部を示す．また，

$$X_{k,\phi} = X_k \exp\left(\frac{j2\pi k\phi}{N}\right)$$

である．これらを用いての $\phi^{(p)}$ 修正量を，

$$u^{(p)} = -\left.\frac{de^2}{d\phi}\right|_{\phi^{(p)}} \bigg/ \left.\frac{d^2e^2}{d\phi^2}\right|_{\phi^{(p)}}$$

で計算し，$\phi^{(p+1)} = \phi^{(p)} + u^{(p)}$ により更新する．これを繰り返し，誤差の修正量があらかじめ設定したレベル以下となったら，極小値に収束したと判定して計算を終了する．

McGillらは同じ手法を拡張して，複数の単一運動単位活動電位が重畳したときにこれらを分離する手法についても言及している．

5.3 モデルに基づく方法

筋線維の長さ方向に沿って多点表面電極を配置し，ほぼ同一の波形が一定の時間遅れをともなって伝播する様子が観察できる場合には，その中の2チャンネルの信号を選択し，5.1節で述べた零交差法や5.2節で述べた相互相関法によって信号間の時間遅れを求め，MFCVを計算することができる．しかしながら，伝播にともなって信号波形が少しずつ変化する場合や，神経支配帯の近傍のように波形の同一性が確保できない場合には，これらの方法をそのまま適用することはできない．

このような場合に有効なのがモデルに基づく方法である．モデルに基づいて表面筋電位信号をシミュレーションで生成し，これが観察波形とできるだけ一致するようにモデル内のパラメータを調整する．この方法については3.6節で説明した[6]．3.6節では神経支配帯位置を推定するためにモデルを利用したが，MFCVをモデル内の可変パラメータとしておけば，最適なモデルパラメータが得られた際にMFCVの推定値も得られる．

このモデルに基づく方法は，筋線維が短く，神経支配帯近傍での短距離の伝播しか観察できないような小さな筋に対して有効であると考えられる．また，多チャンネル信号のうちの2チャンネルだけを利用する相互相関法に対して3チャ

ンネル以上の信号を同時に処理できるので，計測した信号の中に含まれるより多くの情報を利用しているという点で，原理的には信頼性の高いMFCVの推定値が得られるものと期待される．

一方で，単一筋線維活動電位の波形や，筋線維の深さ，筋線維数，筋線維の分布，筋線維の走行方向など，モデルに含まれる可変パラメータの数が多いほど，これらが相互に影響してパラメータ推定の信頼性が低下する可能性が大きくなるので注意を要する．目視で筋電位の伝播が確認できるような信号に対してこの方法を適用し，相互相関法による結果とも対比しつつ利用することが適切である．

5.4 電極方向の影響

MFCVを精度よく計測するために，計測位置，電極接点間隔，筋線維方向の影響について検討した[5]．対象とした筋は筋線維の走行方向が比較的直線で収縮力を調整しやすい上腕二頭筋とした．被験者の上腕を水平位から45°下に傾斜した台上に固定し，肘関節を90°にして筋力計に接続した．30%MVCの等尺性収縮を数秒間保持するよう指示し，収縮中の筋電位を記録した．

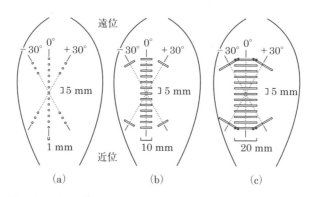

図5.8 電極配置の模式図[5]
　　　筋電位は隣接する多点表面電極の隣り合う接点間から双極誘導した．電極接点間隔は5mm，電極接点幅は(a)1mm，(b)10mm，(c)20mmとした

使用した多点表面電極は電極接点幅が活動電位の伝播にどのように影響するかを調べるために1，10，20mmの3種類とし，電極接点間隔は5mmにした．多点表面電極を図5.8に示すように右上腕二頭筋の短頭に配置した．実験に先立ち，1mm幅の多点表面電極を用い，筋線維方向と電極列の軸を一致させるために，記録したすべてのチャンネルの筋電位振幅が同じになるよう調整し，筋線維方向の基準線を皮膚上にマークした．この基準線を基に多点表面電極の縦軸を$-30°$から$+30°$まで$5°$ずつ傾けて筋電位を計測した．

　筋電位信号は隣り合う電極接点間（間隔5mm）から双極誘導した．増幅時の周波数域は53Hz～1kHzとし，12チャンネルの信号を5kHzの速度でサンプリングした．サンプル長はチャンネル当たり4 096点で，約0.8秒間を分析した．計測後に2チャンネルの信号間の相互相関係数を計算した．

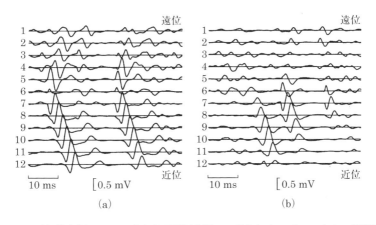

図5.9　電極接点幅10mmの多点表面電極を用いて得られた12チャンネルの筋電位信号[5]
　　　　（a）：基準線上に電極を配置．（b）：基準線から$+30°$傾けて電極を配置．収縮力は30%MVC

　図5.9（a）に幅10mmの多点表面電極を基準線に沿って配置したときの12チャンネルの筋電位信号を示す．伝播する筋電位信号が近位側と遠位側の両方向で観測され，近位側と遠位側の波形がグラフ内の水平軸に関して対称になっていた．

同じ振幅の波形が記録されていることから，電極の軸と筋線維方向が一致していたことがわかる．チャンネル5と7の筋電位信号は極性が反転していた．また，チャンネル6の信号は他のチャンネルに比べ振幅が小さかった．これは，チャンネル6の信号を導出した電極接点6〜7の間に神経支配帯が存在していたことを意味する．電極列の軸を+30°傾けたときの筋電位パターンを図5.9(b)に示す．伝播する信号がわずかな領域にしかなく，電極列に沿って電位が減少するか消えてしまっていた．

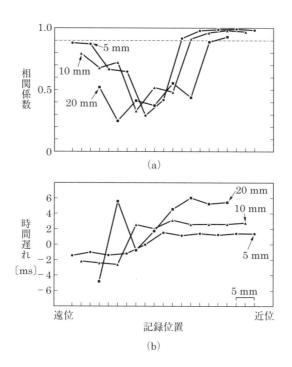

図5.10 多点表面電極における記録位置に対応した相互相関関数の最大値とそれに対応した筋電位波形の時間遅れ[5]
記録位置は電極接点ペアの中間値．電極接点間隔を5mm(●)，10mm(▲)，20mm(■)．電極接点幅を10mmとした．電極接点間隔は狭い方が相関は高くなった

電位伝播の検出を記録位置との関係で定量的に評価するために，相互相関分析を行った．電極接点ペアの信号から相関係数を計算したが，その際，電極接点間隔を5，10，20mmとした．図5.10(a)は記録位置に対する相関係数の最大値を示す．記録位置が神経支配帯に近づくと相関値は減少した．ピーク値が0.9を超える領域は電極接点ペアの間隔が増すと小さくなった．相関係数の値が大きく，かつ安定している電極接点間隔は5mmであった．神経支配帯の遠位側では相関係数が低く，この領域に他の運動単位が存在していた可能性がある．

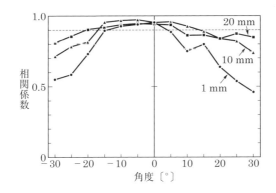

図5.11　筋線維方向に対して電極接点幅の異なる3種類の多点表面電極を回転させたときの相互相関係数の最高値への影響[5]
　　　　電極接点幅1mm(●)，10mm(▲)，20mm(■)．電極接点間隔は10mm

　筋線維方向と多点表面電極の軸とのずれが相関係数に与える影響を図5.11に示す．この計測では電極接点ペアの距離を10mmに固定した．3種類の電極接点幅(1，10，20mm)に対する相関係数のピーク値はいずれも筋線維方向と電極軸の傾きが増すほど低下した．相関係数が0.9以上となるずれは電極接点幅が1mmの場合は-15〜0°，電極接点幅が10mmの場合は-15〜+10°，電極接点幅が20mmの場合は-20〜+5°であった．
　多点表面電極の軸が筋線維方向と一致しなかった場合のずれの大きさと，計算されたMFCVとの関係を調べた結果を図5.12に示す．電極接点間隔を20mm，

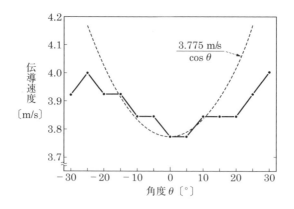

図5.12 多点表面電極軸と筋線維方向のずれによるMFCVの計測誤差[5]
点線は理論値

電極接点幅を10mmに設定して,チャンネル8とチャンネル12の筋電位信号の相互相関関数のピーク値を与える時間遅れを求め,MFCVを計算した.理論的には,ずれの角度は余弦関数の逆数に比例するはずであり,実際に,-15~10°の範囲内で実験値とこの理論値が一致した.

運動単位活動電位は神経筋接合部で発生し,筋線維の両端に向かって伝播する.この様子をMasudaら[7]やHilfikerら[8]が多点表面電極を用いて計測した.これらの論文の中で,精度の高いMFCVを得るためにも神経支配帯の位置を知ることが極めて重要であることが指摘された.今回の実験でも電極ペアが神経支配帯に近くなると相関係数の値が低くなり,MFCVの信頼性が低下することを示すことができた.

相関係数のピーク値が0.9以上で安定した時間遅れが得られる領域は電極接点間距離が広がると狭くなる.高い相関係数と安定した電極接点間距離は5mmであった.神経支配帯の遠位側で相関係数が低くなったのは,別の神経支配帯が存在していたためと思われる.Masudaら[9]は異なった被験者で1つか2つの神経支配帯が筋を横断するように分布していることを報告した.このため,神経支配帯の位置を確認した後,神経支配帯から5mmかそれ以上離して記録電極を配置

することを推奨している．

　多点表面電極の軸と筋線維方向とのずれはMFCVに影響を及ぼす．このずれが大きくなると，活動電位の伝播パターンに対する影響も拡大した．この傾向は電極の大きさに依存し，電極接点幅が小さいほど影響は大きかった．1mmの電極は筋線維方向とのずれに敏感であるため，筋線維方向を見極めるために使用するのが良い．一方で，MFCV計測にとっては電極接点幅が大きいほど都合が良い．すなわち，ずれに対するエラーが最小であるからである．表面筋電位は電極の下に横たわる筋線維活動の加重和である．電極が大きいほど，平均的MFCVに寄与する筋線維の数が多くなる．

　多点表面電極の軸を筋線維方向に対して回転させた場合，ずれが大きくなるほどMFCVは過大に評価されることが明らかになった．電極軸の方向を間違って配置した場合のMFCVの誤差は最大で0.22m/sとなり，仮に真のMFCVを3.7m/sとすると6%になる．しかし，電極接点間隔が10mm以下であれば有意差は見られなかった．その理由として，0.2msの測定誤差は筋電位信号の伝播する時間遅れの予想されるばらつきよりも大きいことによると考えられる．電極接点間隔は狭いほどMFCV計測には適しているといえる．

　Hilfikerら[8]は筋ジストロフィーの進行にともなってMFCVが減少することを報告した．こうした変化を正確に検出するためには，MFCVの測定条件を明確にしておくことが重要である．

　筋線維の走行方向と電極列の方向が一致していないとMFCVに影響が出るが，このような効果はMFCV計測を目的としていない一般的な筋電位計測にも関係してくる．双極電極の配置が筋線維に沿っていない場合には，沿っている場合と比較して周波数成分も異なってくる．等尺性収縮であれば筋線維と電極の相対的な位置関係が変化しないので問題にならないかもしれない．しかしながら，筋の伸縮をともなうような収縮条件下では，筋の構造によっては電極下の筋線維方向が変化する可能性がある．このような変化に対応するため，逆に電極の方向性をなくした同心円型表面電極も提案されている[10]．

参考文献

1) Lindstrom L, Magnusson R, Petersén I: Muscular fatigue and action potential conduction velocity changes studied with frequency analysis of EMG signals, Electromyography, 10, 341-356 (1970)
2) Lynn PA: Direct on-line estimation of muscle fiber conduction velocity by surface electromyography, IEEE Trans Biomed Eng, 26, 564-571 (1979)
3) Masuda T, Miyano H, Sadoyama T: The measurement of muscle fiber conduction velocity using a gradient threshold zero-crossing method, IEEE Trans Biomed Eng, 29, 673-678 (1982)
4) McGill KC, Dorfman LJ: High-resolution alignment of sampled waveforms, IEEE Trans Biomed Eng, 31, 462-468 (1984)
5) Sadoyama T, Masuda T, Miyano H: Optimal conditions for the measurement of muscle fibre conduction velocity using surface electrode arrays, Med Biol Eng Comput, 23, 339-342 (1985)
6) Masuda T, Sadoyama T: Processing of myoelectric signals for estimating the location of innervation zones in the skeletal muscles, Front Med Biol Eng, 1, 299-314 (1989)
7) Masuda T, Miyano H, Sadoyama T: The propagation of motor unit action potential and the location of neuromuscular junction investigated by surface electrode arrays, Electroencephalogr Clin Neurophysiol, 55, 594-600 (1983)
8) Hilfiker P, Meyer M: Normal and myopathic propagation of surface motor unit action potentials, Electroencephalogr Clin Neurophysiol, 57, 21-31 (1984)
9) Masuda T, Miyano H, Sadoyama T: The distribution of myoneural junctions in the biceps brachii investigated by surface electromyography, Electroencephalogr Clin Neurophysiol, 56, 597-603 (1983)
10) Walters TJ, Kaschinske KA, Strath SJ, Swartz AM, Keenan KG: Validation of a portable EMG device to assess muscle activity during free-living situations, J Electromyogr Kinesiol, 23, 1012-1019 (2013)

第6章
筋線維伝導速度の特性

　多点表面筋電位計測で得られる情報の中で，神経支配帯の位置や分布は筋の構造に関するものであるのに対し，筋線維伝導速度（MFCV）は筋の機能に関する情報である．筋の持続的な収縮にともない筋電位スペクトルが低周波化することが知られており，これがMFCVの低下に起因するものと考えられてきた．逆に，この現象を利用して筋電位スペクトルやMFCVを筋疲労の指標として利用することが試みられてきた．

　しかしながら，MFCVは収縮力や収縮速度を始めとするさまざまな要因で変化することがわかってきた．ここでは，MFCVの時間的な変動に関係する要因を調べた研究を紹介する．

6.1　筋疲労

　筋疲労にともなって表面筋電位の周波数が低周波数側にシフトすることが知られている[1]．筋電位の**徐波化**は，筋疲労の結果，個々の活動電位波形の持続時間が延長することや，複数の運動単位活動が**同期化**することによって発生するものと考えられている．活動電位がイオンの膜透過によって発生し，筋線維を伝播することを考えれば，筋疲労にともなってイオンの透過速度や伝播速度が減少することが推測される．本節では筋の違いとMFCVの変化の仕方について紹介する．

1　上腕二頭筋

　収縮条件をコントロールしやすい点と筋線維が平行に走っていることから，**上腕二頭筋**において等尺性随意収縮を保持したときのMFCVに関する研究は多い．Lynn[2]が3接点の表面電極を用いて行った上腕二頭筋の実験では，負荷が1kgの場合にはMFCVはほとんど変化しなかった．しかし，負荷を6kgに増やすとMFCVは次第に減少し，負荷を1kgに戻すとMFCVはやや遅れて徐々に回復した．

　Sadoyamaら[3]は多点表面電極を用いて，上腕二頭筋の筋疲労に至る等尺性収縮中の表面筋電図についてMFCVと筋電スペクトルの関係を調べた．手掌における負荷重量が12，8，4kgのときMFCVの初期値が4.28，4.21，4.05m/sであったものが，静的収縮をそれぞれ1，2，4分間維持したときの最終段階では3.21，3.99，3.66m/sへ減少した（図6.1）．筋電位スペクトルの平均周波数も同様に減少した．

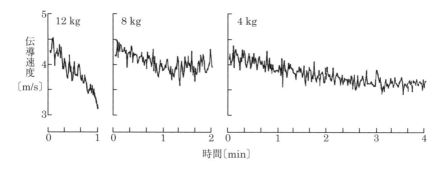

図6.1　3種類の異なった重りを保持したときのMFCVの時間変化[3]

　Hanayama[4]は上腕二頭筋に対して50%MVCの負荷を可能な限り維持させた前後でMFCVを計測し，被験者20人の平均で負荷前の3.33±0.25m/sから2.59±0.33m/sまで22%減少したことを報告した．

2　外側広筋

　血流と筋疲労との関連では，Zwartsら[5]が**外側広筋**を対象として局所的な筋

疲労における筋力と平均MFCVの関係を血流阻止と阻止なしの条件で調べた．その結果，収縮力が20%MVC以下のときにはMFCVは増加した一方で，収縮力が30%以上ではMFCVはむしろ減少し，収縮レベルが大きいほどMFCVの減少が大きかった．血流の阻止によってMFCVの回復が遅れたことから，MFCVは血流の影響を大きく反映することを明らかにした．

3 　僧帽筋

　情報化時代となった現代において，情報検索や文書作成などで長時間コンピュータやスマートフォンを使用する作業が拡大している．その結果，弱い筋収縮の持続による筋疲労が原因で肩や腕などに痛みや疲労感を訴える人が増えている．そうした筋疲労との関連で，上部**僧帽筋**の疲労性変化を筋電位の周波数やMFCVで評価した報告がある．

　Schulteら[6]は16極の2次元格子状電極を用いて，上部僧帽筋の筋疲労を運動単位レベルのMFCVで調べた．被験者は首や肩に筋障害のある秘書8人と，健康でコンピュータ作業に従事している女性8人であった．僧帽筋への負荷は，矢状面に直角に90°外転させた上腕をできるだけ長く保持することであった．その結果，筋障害のあるグループのMFCVは収縮中ほとんど変化しなかった一方，健康なグループでは初期値に比べMFCVは有意に低下した．

　Kimuraら[7]は120分間のタイピング作業中に生じる僧帽筋の筋疲労の起こり方と回復の仕方を疲労感と筋電図で調べた．30分毎に僧帽筋の30%MVC収縮を行わせ，収縮中の筋電位を4接点の多点電極で導出した．そして，相互相関法でMFCVを計算し，その時間経過を調べた．主観的な疲労感は4段階のスコアで表現した．その結果，作業中の首や肩に生じる主観的な疲労感は時間経過にともなって増加した．僧帽筋の筋電位の変化については，MFCVや**中央周波数**（median frequency: MDF）が有意に減少し，**二乗和平均平方根**（root mean square: RMS）は有意に増加した．

　Holtermannら[8]は僧帽筋上部の収縮レベルと疲労にともなう変化を2次元多点電極（13×10）で計測し，MFCVと収縮力との関係を調べた．その結果，収縮

力と筋電位のRMSは50%MVCまでは直線的な比例関係にあった．僧帽筋の筋疲労にともなうMFCVについては，5%MVCと10%MCVにおいて，3分間の収縮保持ではMFCVに変化がなかった．しかし，25%MVCの3分間では初期値に比べ1分当たり0.3m/s低下した．また50%MVCでは1.32m/s低下した．

以上のように，上腕二頭筋，外側広筋，僧帽筋の疲労実験において，いずれの筋でも等尺性収縮の持続にともなうMFCVの低下が認められた．収縮レベルが大きいほどMFCVの低下が大きかった一方，最大収縮の10%以下の収縮レベルではMFCVの低下が認められなかった．

6.2 収縮力

MFCVは筋の収縮力に依存すると同時に，持続的な筋収縮中においては時間とともに低下する．したがって，MFCVの収縮力への依存性を調べるためには，単に目標収縮力を規定するだけでは不十分であり，それに加えて目標収縮力に到達するまでの時間経過も規定する必要がある．そこで，目標収縮力の軌跡を厳密に規定して，MFCVに与える収縮力の影響を調べた[9]．

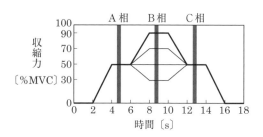

図6.2　被験者に提示した収縮力の目標軌跡[9]

年齢22〜49歳の7人の健康な成人男性において**上腕二頭筋**，**外側広筋**，**前脛骨筋**を調べた．これらの筋では筋電位の伝播を明確に検出でき，MFCVが計測可能である．筋電位の測定に先立ち，最大収縮時の筋力（MVC）を記録し，その後に計測した筋力を正規化した．被験者はパソコンの画面に表示された軌跡をト

ラッキングすることにより収縮力を制御した.

筋力の目標軌跡は直線で連結し,3つの水平な部分を設定した(図6.2).各水平部分の長さは2秒,収縮全体は14秒とし,軌跡の前後で2秒ずつ安静時間を設定した.軌跡の最初と3番目の水平部分の収縮力は50%MVCで,そこでの値を基準として使用した.2番目の水平部分は4つの異なった目標筋力水準とし,30,50,70,90%MVCに設定した.軌跡について,4.5〜5.0秒,8.5〜9.0秒,12.5〜13.0秒の期間を,それぞれA相,B相,C相と呼ぶことにした(図6.2).

測定の1セットを4つの目標レベル30,50,70,90%の順で実施し,各被験

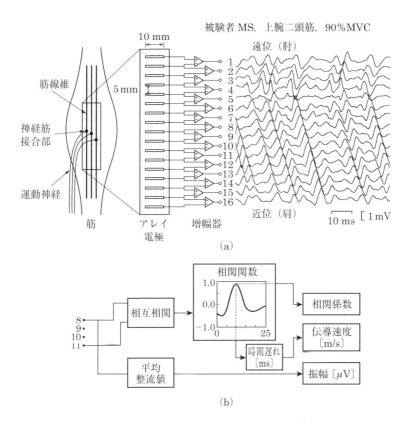

図6.3 筋電位記録手順を説明する模式図[9]

者に対して測定を10セット繰り返した．基準値としてA相のMFCVを用い，各相のMFCVと比較した．

筋電位の導出には太さ1mm，長さ10mmの銀線17本で構成された多点表面電極列を使用した．電極接点をプラスチック板に5mm間隔で平行に配置した．筋の長軸に沿って多点電極を置き，両面テープで固定した．16チャンネルの筋電位信号を多点電極の隣接する接点間から導出した（図6.3）．

16チャンネルの信号から神経支配帯と腱の間の領域において連続する4つのチャンネルを選んだ．この領域では活動電位の伝播は安定しており，筋電位信号間の時間差は記録位置にともなって直線的に増大した．

2つの筋電位信号間の相互相関関数を計算し，相関の最大を与える時間差を求めた（図6.3）．2つの信号の伝播距離は15mmで，信頼性のあるMFCVを得るためには十分な長さであった．筋電位信号の振幅を平均整流値として0.5秒毎に計算した．

A，B，C相のMFCV値を統計的に比較した．それぞれ$MFCV_A$，$MFCV_B$，$MFCV_C$としたMFCV値の2相間の違いを比較するためにノンパラメトリック検定を用いた．被験者個人のMFCV値のペアを比較するためには，Wilcoxon signed-rank testを用いた．例えば，B相のMFCVをA相の参照MFCVと比較する場合，同じ目標値の収縮力で測定したもの同士で比較する必要がある．そこで，同じセッションのペア$MFCV_A$と$MFCV_B$で比較した．各被験者に対し目標筋力水準を10回繰り返して記録した．

異なったセッション間のMFCV値を比較するために，2つの独立したサンプルに対するMann-Whitney U testを用いた．この種の比較は70%MVCの目標値と90%MVCのそれを比較して，違いを明らかにするために必要であった．

図6.4は被験者MSの上腕二頭筋における30%MVCと90%MVC目標筋力での典型的な結果を示している．グラフは10回の記録の平均±標準偏差を表す．MFCVを計算するために使われた2つの筋電位信号間の相互相関係数は収縮の最初と最後の区間を除けば0.9以上であった．ほかの目標収縮力でも同様の結果であり，ほかの被験者でも同様であった．相互相関係数はほとんどの場合で0.8以

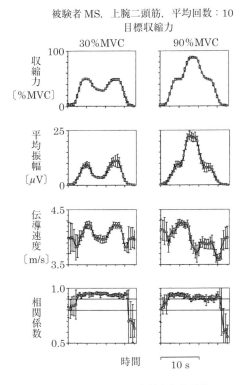

図6.4 被験者MSの上腕二頭筋から記録した収縮力と筋電位パラメータの時間変化[9]

上であった.図6.4の平均振幅は収縮力にともなって変化した.肘の屈曲筋力は上腕二頭筋だけで発揮しているわけではないが,平均振幅は計測した筋力と筋活動とが関連していることを示した.

MFCVは目標筋力が30%MVCのとき収縮力に連動して変化した.MFCVはA相で4.2m/s,B相では4.0m/sに下がった($p<0.01$).これは,収縮レベルが上がるとMFCVが速くなることを示している.

90%MVCの目標値ではA相で4.3m/sのMFCVはB相で3.7m/sと減少した($p<0.01$).収縮力がC相の50%MVCに戻ると,MFCVは3.9m/sに上昇したがMFCV$_A$よりは遅かった($p<0.01$).

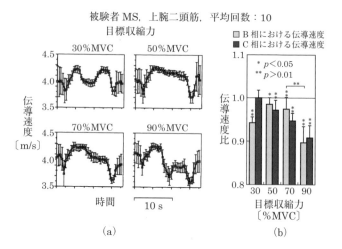

図6.5 被験者MSの上腕二頭筋において計測した4つの目標収縮力におけるMFCV[9] 10回の計測の平均と標準偏差．(a)：MFCVの時間変化．(b)：B相およびC相におけるMFCV．これらはA相におけるMFCVで正規化したもの

図6.4に示したものと同じ被験者MSの4つの異なった目標収縮力におけるMFCVの変化を図6.5(a)に示す．30%MVCと90%MVCのグラフは図6.4と同一である．図6.5(b)は，対応するセッションのMFCV$_A$で正規化した後の，MFCV$_B$とMFCV$_C$の平均±標準偏差を示す．

目標筋力水準が30%MVCの場合，MFCVは収縮筋力に連動して変化した．50%MVCの目標筋力水準の場合には50%MVCの持続収縮を10秒間持続することになる．この条件でMFCVは30%MVCのグラフのように収縮力にともなって始めは上昇したが，その後は，時間経過とともに直線的に減少した．その結果，MFCV$_B$はMFCV$_A$よりも遅かった（$p < 0.01$）．さらに，MFCV$_C$はMFCV$_A$（$p < 0.01$）やMFCV$_B$（$p < 0.05$）よりも遅かった．MFCVの減少は目標筋力が70%や90%の高いMVCで一層大きかった．MFCV$_B$やMFCV$_C$はMFCV$_A$より有意にMFCVが遅かった．さらに，90%MVCにおけるMFCV$_B$は70%MVCのMFCV$_B$より遅かった（$p < 0.01$）．

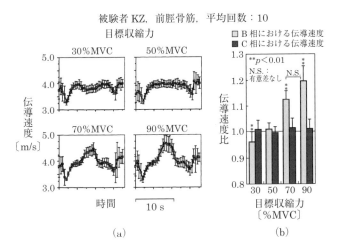

図 6.6 被験者KZの前脛骨筋において計測した，4つの目標収縮力におけるMFCV[9]．10回の計測の平均と標準偏差．(a)：MFCVの時間変化．(b)：B相およびC相におけるMFCV．これらはA相におけるMFCVで正規化したもの

　図6.6は被験者KZの前脛骨筋におけるMFCVを示す．同図ではMFCV$_B$は50%MVCの目標筋力水準以外ではMFCV$_A$とは異なっていた．30%MVCにおけるMFCV$_B$は基準となるMFCV$_A$より遅かった($p<0.01$)．70%や90%MVCのいずれの目標筋力に対してもMFCV$_B$はMFCV$_C$より速かった($p<0.01$)．このようにMFCVは収縮力のレベルに連動して増加した．70%と90%MVCにおける違いは有意ではなかったが，セッション間のばらつきによると思われる．

　図6.7は被験者7人の平均MFCVを示す．それぞれのグラフは対応するセッションで正規化したMFCV$_B$とMFCV$_C$の平均±標準偏差を表す．結果は被験者間でばらつきがあり，被験者の数は統計的な検定を行うには十分な数ではなかった．そのため，図6.8に個々の被験者内で$p<0.05$のレベルで有意性の違いを示した場合の数をまとめた．A相でのMFCVに対してB相あるいはC相のMFCVの方が大きかった場合にはグラフの上側に，逆の場合にはグラフの下側になるように棒グラフを作成した．3つの筋に対する一番右側の棒グラフでは，70%MVC時のMFCVを基準にして90%MVC時のMFCVの大小を比較した．

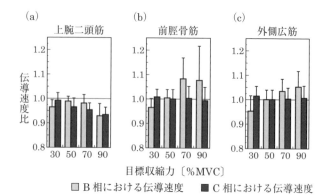

図 6.7 A相におけるMFCVで正規化した，B相およびC相におけるMFCV 7人の平均と標準偏差[9]

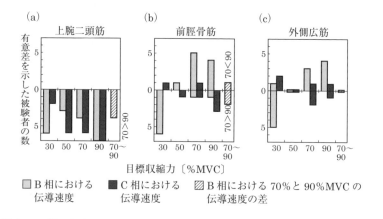

図 6.8 A相におけるMFCVに対して，B相およびC相で有意な変化を示した被験者の数[9]
　　　各グラフの中で最も右側の棒グラフはB相における70%MVC時と90%MVC時のMFCVを比較した結果．有意水準は $p<0.05$ に設定した

上腕二頭筋ではMFCV$_B$は目標筋力レベルの基準となるMFCV$_A$より遅かった．目標筋力レベルが30%MVCのとき，6人の被験者においてMFCV$_B$が有意な減少を示した．有意な場合の数は50%MVCの目標筋力水準においては3人で

あったのに対し，70%MVCと90%MVCの目標筋力では，それぞれ4人および7人と増えていた．$MFCV_B$が$MFCV_A$より大きかった場合はなかった．30%MVCの目標筋力レベルでは，より強い収縮でMFCVがより速いことを意味している．70%MVC以上では，逆の関係，すなわちより強い収縮でMFCVが遅い傾向を示した．$MFCV_C$は基準となる$MFCV_A$よりしばしば遅かった．有意となる場合の数は目標筋力にともなって増加し，90%MVCでは7人の被験者で$MFCV_A$より$MFCV_C$の方が低かった．この関係は目標筋力を維持しているときにMFCVが減少し，A相での元の水準には戻らなかったことを示している．さらに，90%MVCでの$MFCV_B$は4人の被験者で70%MVCにおける$MFCV_B$よりも遅かった．この結果は強い収縮筋力ではMFCVが減少する傾向があることを示している．

前脛骨筋では$MFCV_B$は収縮力にともなって増加した．目標筋力レベルが30%MVCのとき，$MFCV_B$は被験者6人で$MFCV_A$より遅かった．70%MVCと90%MVCでは，$MFCV_B$が有意に速かった被験者の数はそれぞれ5人と4人であった．70%MVCと90%MVCで反対の傾向を示した被験者は1人だった．70%MVCと90%MVCの目標収縮で$MFCV_B$の比較をすると，被験者間でばらついていた．2人の被験者では70%MVCの$MFCV$は90%MVCでのそれよりも速かったが，1人は逆の関係を示した．$MFCV_C$はほとんどの場合$MFCV_A$とは異なっていた．目標筋力が90%の場合の$MFCV_C$は3人の被験者で$MFCV_A$より遅かった．この減少は上腕二頭筋と同様の傾向であった．

外側広筋ではどの場合でも収縮力にともなって$MFCV_B$は増加した．目標収縮力が30%MVCのとき，5人の被験者で基準の$MFCV_A$より遅かった．70%と90%MVCのとき，$MFCV_B$は$MFCV_A$よりそれぞれ3人と4人で速かった．$MFCV_C$で有意に速いか遅い結果を示した場合の数は，すべての目標筋力水準に対して2以下であった．$MFCV_B$は70%と90%MVC目標筋力レベル間では違いがなかった．

まとめると，外側広筋の$MFCV_B$は収縮力にともなって増加したが，$MFCV_C$は基準となる$MFCV_A$とは違いがなかった．逆に，上腕二頭筋では50%MVC以上では収縮力が大きいと$MFCV_B$は減少し，$MFCV_C$も$MFCV_A$よりは遅かった．

前脛骨筋は外側広筋と上腕二頭筋の中間の傾向を示した．以上のように，MFCVは基本的には収縮力にともなって増加するものの，MFCVが時間経過とともに急激な減少を示すときには，この関係はあいまいなものになってしまうということをこれらの結果は示している．

6.3　収縮速度

動的な運動中の筋疲労の指標としてMFCVや筋電位スペクトルの平均周波数あるいは中央周波数のような筋電位変数を使用する前に，これらの筋電位変数に対する関節角度や収縮力，収縮速度の影響を調べておく必要がある．もしこれらの要因が筋電位変数に影響するならば，疲労を議論する前にそれらの影響を取り除くか補償する必要がある．そこで，疲労をともなわない程度の動的な運動中の収縮力や**収縮速度**といった収縮条件が筋電位変数に及ぼす影響について調べた[10]．

被験者は健康な成人男性8人で年齢は23〜32歳であった．被験者はトレーニング装置（Cybex 770-NORM）を使って静的および動的膝伸展運動を行った．被験者をトレーニング装置の座席に座らせ，シートベルトで固定した．実際に発揮した筋力と伸展トルクを被験者の前面に置かれたディスプレイスクリーンに表示した．膝の最大伸展角度を0°とした．

静的な運動では，膝の角度を60°に固定し，被験者は随意的な膝伸展運動を行った．動的な運動では関節角度の範囲を40〜100°とした．トレーニング装置のレバーアームをあらかじめ設定した速度で回転させた．被験者はレバーアームの動きに追従し，伸展トルクを随意的に発揮した．装置のパワーは被験者がレバーアームに対して回転速度に追従できる程度の強さとした．膝伸展の最大随意収縮（MVC）トルクは静的条件で測定した．以降の実験時の伸展トルクをMVCで正規化した．

被験者は伸展トルクと伸展速度の組合せで20回試行した．目標伸展トルクを40〜70%MVCの間で10%刻みの4段階に設定した．被験者には60°の膝関節角度において目標トルクを発揮するよう指示した．伸展速度は0〜240°/sで，60°/s

毎の5段階に設定した．各試行においては6回の屈曲と伸展を1セットとし，これを2度繰り返した．試行の順序はトルクと速度の条件についてランダムに割り付けた．筋疲労の影響をできるだけ避けるために，試行の合間に少なくとも5分間の休みを取らせた．

MFCV計測の前に，17接点の多点表面電極で活動電位の伝播を検出した．多点電極の接点は太さ1mm，幅10mm，電極間隔5mmであった．MFCVの計測においては，これとは別の3接点の**アクティブ多点電極**を使用した．多点電極の材質は銀で，太さ1mm，幅10mm，電極間隔10mmの3接点で構成されていた．17接点の多点電極はMFCVの計測には使用しなかった．長い多点電極は筋の形の変化に敏感なだけでなく，筋電位信号の検出において動きにともなう**アーチファクト**を受けやすいためである．アーチファクトとは人工の産物のことであり，ここでは，計測された信号に含まれる筋電位以外の外乱や雑音を意味する．

皮膚と電極間のインピーダンスを減らすために，皮膚処理用のペーストを使用した．皮膚をアルコールで処理した後，3接点の多点電極を神経支配帯の遠位側に筋線維の走行に沿って配置した．多点電極は粘着テープと伸縮性のひもで固定した．2チャンネルの筋電位信号を隣接する接点間から双極性に導出した．

筋の変化に対する相対的な電極位置は関節角度に依存し，この変化が筋電位信号の特性に影響する．これら非定常な信号を解析するためには，解析する信号の長さをできるだけ短くする必要がある．そこで，筋電位変数は，1024のサンプル点に相当する204.8msのセグメントで計算した．セグメントを20msずつ，すなわち100サンプル点ずつずらして計算を繰り返した．MFCVは相互相関法により伝播距離10mmと伝播時間遅れとの比から求めた．伝播時間の遅れは相互相関係数の最大値が得られる2つの信号の時間差で評価した．時間分解能を増すために，相互相関関数を周波数領域で補間した．

平均振幅とスペクトルMDFを2つの信号を加算した信号から計算した．この加算により電極間隔20mmで筋電位を導出したことと等価になり，得られた信号は従来の筋電位信号と類似していた．平均振幅は平均整流値とした．MDFは高速フーリエ変換で計算した．

筋電位変数のうち,特にMFCVは関節角度にともなって大きく,しかも非対称に変化することがわかった(図6.9).このため,一定の関節角度で筋電位変数を求めることとし,動作中間の関節角度60°を選択した.この角度において被験者は相対的に最もピークトルクを出しやすかった.各条件において繰り返した6回の伸展運動の中から,目標トルクに最も近い運動を2回分選択し,条件の代表

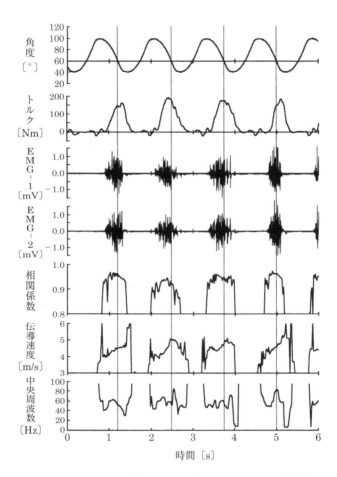

図6.9　最大収縮力比60%,回転速度180°/sの条件下で記録した関節角度,発揮トルク,筋電位信号,筋電位パラメータの時間変化の例[10]
　　　　図中の縦線は関節角度が60°になったタイミングを示す

値と見なした.トルク,ARV,MFCV,MDFを静的な100%MVCの値で正規化した.相関係数はその絶対値に意味があるため正規化をしなかった.

統計的分析は伸展トルクと速度の影響を明らかにするために行い,ARV,相関係数,MFCV,MDFについて検定した.まず,伸展トルクと速度を独立した2要因とする繰り返しのある二元配置**分散分析**(analysis of variance: ANOVA)を行った.次に,影響の線形傾向を見るために回帰分析を行った.

図6.9は記録した信号の代表例を示す.これらの信号は60%MVC,180°/sの条件で測定され,計算されたものである.図からわかるように,相関係数は0.9以上で安定しており,MFCVも4〜5m/sと安定した値であった.動作にともなうアーチファクトで信号が乱されたときには相関係数は低くなった.同時にMFCVも不安定になった.

MFCVが安定しているとき,関節角度にともなってMFCVは変化した.関節角度が小さいときにはMFCVは速かった.この傾向は被験者間で共通ではなく,被験者によっては反対の傾向を示した.筋電位変数が関節角度に影響されていることがわかったので,関節角度が60°のときの筋電位変数を異なった運動条件間で比較した.

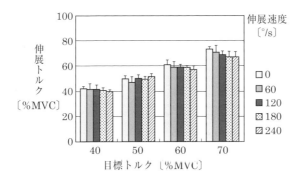

図6.10 それぞれの回転速度条件で,指定したトルクに対して実際に被験者が発揮したトルク[10)]
8人の被験者の平均と標準偏差.トルク値は100%の静的随意収縮時に計測したトルクを基に正規化した

図6.10は実際に発揮されたトルクをMVC時の値で正規化したものを示す．被験者8人の平均と標準偏差を目標トルクと速度の関数としてプロットした．発揮されたトルクは目標トルクとほぼ一致していた．しかし，70%MVCで速度が180°や240°の強く速い伸展では発揮トルクは目標レベルに達していなかった．速い伸展では大きなトルクを発揮することが一般には困難であった．70%MVC，240°/sの伸展はおそらく筋の能力限界に近いと思われる．ANOVAの結果は発揮トルクにおける伸展速度の影響が有意であることを示した（表6.1）．伸展速度の回帰係数は発揮トルクに対して−0.01と負の値であった．この回帰係数は速い伸展で大きなトルクを発揮することが難しかったことを示している．

表6.1　トルクと筋電位パラメータに対して二元配置分散分析を行った結果[10]
（$^*p<0.05$, $^{**}p<0.01$, $^{***}p<0.001$）

	トルク	EMG振幅	相関係数	伝導速度	中央周波数
ANOVAのp値					
目標トルク	0.0001^{***}	0.0001^{***}	0.8434	0.0014^{**}	0.5779
伸展速度	0.0085^{**}	0.0001^{***}	0.3273	0.9559	0.0095^{**}
目標トルク×伸展速度	0.0054^{**}	0.1164	0.2908	0.1436	0.6534
回帰係数					
切片	5.90	−25.00	0.9080	71.00	108.30
目標トルク	0.90	1.30	0.0002	0.30	0.10
伸展速度	−0.01	0.20	0.0000	0.00	−0.04
回帰のp値					
切片	$<0.0001^{***}$	0.0720	$<0.0001^{***}$	$<0.0001^{***}$	$<0.0001^{***}$
目標トルク	$<0.0001^{***}$	$<0.0001^{***}$	0.3727	$<0.0001^{***}$	0.4656
伸展速度	0.0010^{**}	$<0.0001^{***}$	0.2418	0.8820	0.0467^{*}

　図6.11は静的なMVCで正規化したARVを示す．ARVは伸展トルクと速度にともなって増加した．ANOVAの結果においては，影響が高度に有意であった（$p<0.001$, 表6.1）．回帰係数も同様に有意であり（$p<0.0001$, 表6.1），正の値であった．伸展速度の影響を回帰係数に基づいてトルクに変換すると，60°/sの伸展速度における増加が9.2%MVCの増加に対応していた．この変換に基づい

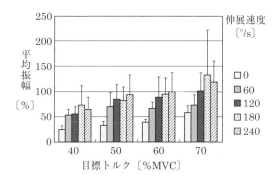

図 6.11 それぞれのトルクと回転速度条件で得られた正規化筋電位の平均振幅[10]

て70%MVCで240°/sの伸展速度は静的伸展の107%MVCと対応した.この結果は本実験での最も速く強い伸展が筋の能力限界に近いことを示している.

図6.12は2つの筋電位信号間の相関係数を示す.8人の被験者の相関係数は70%MVC,60°/sの条件を除けば,平均で0.9以上であった.ANOVAと回帰分析の結果では相関係数における伸展トルクと速度の影響は有意ではなかった(表6.1).これらの結果は伸展トルクや速度の関数としてのMFCVやMDFの傾向が筋電位信号の質によって生じたわけではないことを意味する.

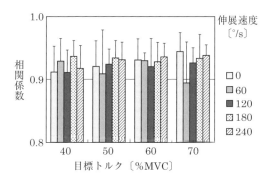

図 6.12 それぞれのトルクと回転速度条件で得られた2つの筋電位信号間の相互相関係数[10]

正規化のための参照値として使用している静的100%MVCにおけるMFCVは6.03±1.07m/s（範囲：4.76〜7.53m/s）であった．動的収縮中のMFCVは伸展トルクにともなって増加した（図6.13）．40%MVCと70%MVCの増加量は9.4%であった．ANOVAの結果において伸展トルクの影響は有意（$p<0.01$）であったが，伸展速度はMFCVに影響を及ぼさなかった（$p=0.96$）．回帰分析において伸展トルクの係数は有意で（$p<0.0001$，表6.1），伸展トルクの増加にともなってMFCVは速くなる傾向を示した．

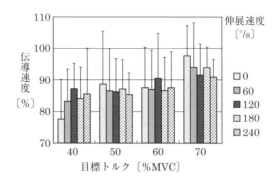

図6.13　それぞれのトルクと回転速度条件で得られた正規化されたMFCV[10]

　図6.14は正規化したMDFを示している．伸展トルクの影響はANOVAや回帰分析ともに有意ではなかった（表6.1）．逆に，伸展速度は有意にMDFに影響しており（$p<0.01$），伸展速度の増大にともなって減少する傾向にあった．この傾向により0°/sの静的伸展でのMDFは60〜240°/sの動的な伸展でのMDFよりも大きかった．

　以上のように，得られたMFCVは関節角度に影響されるので，MFCVや他の筋電位変数は一定の関節角度で抽出しなければならない．このようにして抽出されたMFCVは伸展トルクに依存したが，伸展速度には依存していなかった．動的運動中の筋疲労をMFCVで評価するためには，少なくとも関節角度を決め，伸展トルクでMFCVを補正することが必要であることがわかった．

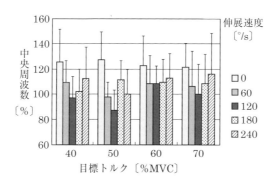

図 6.14 それぞれのトルクと回転速度条件で得られた正規化された筋電位スペクトル中央周波数[10]

6.4 静的収縮と動的収縮

　持続的な筋収縮にともない，筋電位のパワースペクトルは低周波化し，MFCVも低下する．このような変化は筋疲労を反映していると考えられ，逆に，これらの筋電位から得られるパラメータが筋疲労の指標として用いることができるものと期待された．従来，このような筋電位パラメータの変化は等尺性の静的収縮で計測されてきたが，スポーツや労働場面で疲労の解析を行うためには，筋の伸縮をともなう動的な条件下での筋電位パラメータの変化を明らかにすることが必要である．そこで，疲労が生じるような**動的収縮**時における筋電位パラメータの変化を調べた[11]．

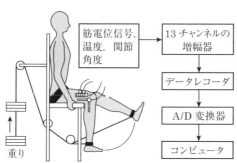

図 6.15 実験時の設定を表す模式図[11]

被験者は年齢19 〜 73歳の健康な成人男性19人であった．計測に先立ち，膝伸展の最大随意収縮力（MVC）を膝関節角度90°で2 〜 3回測定した．MVCの最大値を参照値として使用した．MVCは66.7±11.6kgであった．MVCテストの結果に基づいて50%MVCの負荷を被験者に課した．50%MVCの重りを，スチールワイヤーを経て被験者のくるぶしに取り付けた（図6.15）．

　50%MVCの疲労実験は収縮タイプの異なる2種類とした．最初のテストは膝関節角度90°を耐えられなくなるまで保持する等尺性収縮であった．30分間の休憩ののち，被験者は第2のテストとして膝伸展を疲弊するまで繰り返し行った．膝伸展の幅は90°から最大までであった．動的な疲労テストでは運動の周期は1分間に6回となるようにメトロノームで調整した．筋電位を膝関節が変化するすべての区間で記録した．関節角度が変化すると運動のアーチファクトの影響で正常な筋電位検出が妨げられる．また，MFCVは関節角度の変化にともなって変わるおそれがある．こうした影響を避けるために，被験者は脚を伸展する前に1秒間膝関節を90°に維持した．そして，この短い停止期間中に検出した筋電位信号を解析した．

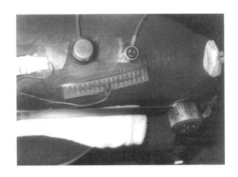

図6.16　膝の周りに設置した筋電位検出用電極，温度計，関節角度計の写真[11]

　筋電位信号を右外側広筋から多点表面電極を用いて検出した（図6.16，6.17）．多点電極は太さ1mm，幅10mmのステンレス線11本を間隔5mmで配置したものであった（図6.17）．隣接する電極接点間から10チャンネルの筋電位信号を同

時に導出した．関節角度計の信号と筋温も同時に記録した（図6.16，6.17）．関節角度計は膝の外側に設置した（図6.15，6.16）．温度計は多点電極の外側1cmに取り付けた．筋温の計測には2種類の温度計を使用した．1つは皮膚表面の温度を測るためにサーミスタを使った温度計で，もう1つは内部の温度を測るための深部温度計であった．

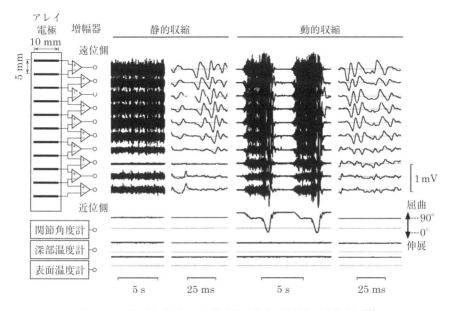

図6.17 電極列と計測された筋電位原波形の関係を示す模式図[11]

記録したデータから相互相関法を用いてMFCVを計算した．相互相関の計算には15mm離れた位置で記録した2つの筋電位信号を利用した．これら2つの信号に対する電極は神経支配帯から少なくとも20〜30mm離れている必要がある．神経支配帯の位置は運動単位活動電位の双方向伝播で特定した．相関係数（CC）はほとんどの場合0.9以下にはならなかった．MFCVの計算においてはCCが0.85以上の信号を採用した．

信号は静的テストでは2秒毎に，動的テストでは6秒毎に採取した．各チャン

ネルのサンプル点の数は4 096で,信号時間は0.8192秒に相当した.筋電位スペクトルのMDFと平均振幅(AMP)は4つの連続するチャンネルを加算した信号から計算した.AMPは加算信号のRMSとして計算した.MFCV, MDF, AMPを100%MVC収縮で得られた値で正規化した.平均と標準誤差(SE)を19人の正規化した値から計算した.

2つのタイプの異なる収縮間の違いを対応のあるt-testで検定した.時間経過にともなう筋電位変数の変化は回帰分析で評価した.有意水準は$p<0.05$とした.

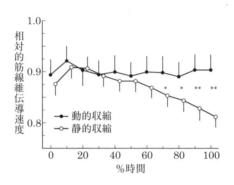

図6.18 静的収縮時(○)と動的収縮時(●)におけるMFCVの時間変化[11]
MFCVは100%随意収縮時における値で正規化したもの.図中の値は19人の被験者の平均と標準誤差(SE).星印は静的収縮と動的収縮の間の有意な差を示す($^*p<0.05$, $^{**}p<0.01$).

実験の結果,静的収縮の耐久時間は54〜136秒で,平均75.7±20.2秒であった.動的収縮の耐久時間は84〜258秒で,平均149.7±50.9秒であった.被験者間で耐久時間がばらつくため,耐久時間を100%として収縮時間を正規化した.各被験者の収縮期間を10個に分割し,MFCV, MDFとAMPの値を収縮の最初と最後を含む10%時間毎の11点で表した.サンプル点に計測がない場合には,最も近いサンプル点の値で計算して補間した.

図6.18は2つのタイプの収縮におけるMFCVを示す.静的収縮ではMFCVは運動の開始後直ちに3.4%上昇した.その後初期値から運動の終わりに向けて7.4%減少した($p<0.01$, 回帰分析).他方,動的収縮でのMFCVは運動を通し

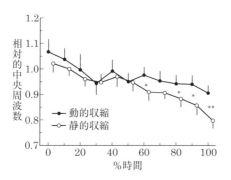

図6.19 静的収縮時（○）と動的収縮時（●）における筋電位スペクトル中央周波数の時間変化[11]
中央周波数は100％随意収縮時における値で正規化したもの．中央周波数は，図中の値は19人の被験者の平均と標準誤差（SE）．星印は静的収縮と動的収縮の間の有意な差を示す（*$p<0.05$, **$p<0.01$）

て有意な変化を示さなかった．動的な運動でのMFCVは静的な収縮でのそれよりも運動の終盤で有意に高い値を示した（$p<0.05$）．

図6.19は2つのタイプの収縮におけるMDFの変化を示す．静的収縮ではMDFは初期値から22.4％減少した（$p<0.01$，回帰分析）．同様な傾向は動的な収縮においても観測され，MDFは初期値から15.2％減少した（$p<0.01$，回帰分析）．動的収縮は運動の終盤ステージでのMDFが静的収縮よりも有意に高い値を示した（$p<0.05$）．

図6.20は2つのタイプの収縮で得られたAMPの相対的な値を示す．AMPは両タイプの収縮ともに収縮の始めから終わりまで増加した（$p<0.01$，回帰分析）．初期値からの増加は静的収縮で34.4％，動的収縮で48.0％であった．動的収縮時のAMPは運動期間中を通して静的収縮より動的収縮の方が高い値を示した（$p<0.05$）．

静的収縮中の表面と深部の温度はそれぞれ0.045℃，0.007℃減少した．他方，動的収縮のそれらはそれぞれ0.121℃，0.251℃上昇した．個人間のばらつきが大きかったために筋温の有意な変化は観測されなかった．表面と深部の温度は動的な収縮中の方が収縮期間中を通して静的な収縮中よりも0.41〜0.78℃高かっ

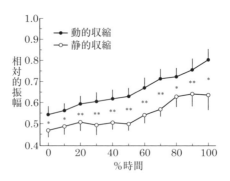

図 6.20 静的収縮時（○）と動的収縮時（●）における筋電位振幅の時間変化[11]
中央周波数は100%随意収縮時における値で正規化したもの．図中の値は19人の被験者の平均と標準誤差（SE）．星印は静的収縮と動的収縮の間の有意な差を示す（$*p<0.05$, $**p<0.01$）

た（$p<0.05$）．

　被験者間の耐久時間の違いは筋線維組成や酵素活性，代謝システムで表される骨格筋の収縮特性による耐疲労の個人差によるものと思われる．こうした要因属性の変化は経過した時間に依存するため，絶対的な時間の筋電位信号の変化を示すことが好ましい．しかし，19人の被験者の筋電位の変化をより明確に示すためには正規化した時間の方が良く，収縮タイプの違いを比較するためにもその方が都合が良いと考えた．

　筋電位パラメータ間で異なった変化が動的収縮中に認められた（図6.18, 6.19）．MFCVは動的収縮中全体を通して変化が見られなかった．その結果，動的収縮中にはMFCVは運動の最後のステージで静的収縮中のそれより有意に高い値を示した（図6.18）．他方，動的収縮中のMDFは静的収縮の場合と同様に時間経過にともなって低下した．しかし，運動の最終ステージでは動的運動中のMDFは静的収縮中のそれより有意に高い値を示した．MDFは静的収縮では22.4%の減少であったのに対し，動的収縮では初期値に比べ15.2%減少した．2つの収縮タイプの間のMDFの7%の差はMFCVの差と一致していた．したがって，静的収縮中のMDFの減少量のうち7%はMFCVの減少によるものと推定さ

れる.

　静的収縮と動的収縮における違いが起こる最も妥当な要因は血流である．静的収縮中の筋内圧は血流を妨げ，代謝産物すなわち乳酸の蓄積を促進する．他方，筋の伸縮をともなう動的収縮では血流が維持され，代謝産物は排出される．

　動的収縮においてMFCVの変化なしでMDFが減少するということは，MDFの変化を決定する要因が1つではないことを示している．MDFの低周波数側へのシフトはこれまでMFCVの減少によって引き起こされるものだと考えられてきたが，動的収縮中のMFCVとMDFの分離は，MDFの変化がMFCVと活動電位の持続時間の関係では説明できないことを示している．

　MFCVと活動電位の持続時間は互いに独立であるはずであり，たとえ活動電位の持続時間が延長しMDFが減少しても，それだけではMFCVは変化しない．MFCVが変化しないで活動電位の持続時間が延長することは，筋線維に沿う脱分極が長くなることを意味している．

　以上のように，静的および動的収縮においてMDFは低下し，AMPは増加した．この結果はこれまでの研究と同じである．一方，MFCVは静的収縮で有意に減少したが，動的収縮では減少しなかった．この相違は血流の違いによって生じたと考えられた．血流は動的収縮では維持され，代謝産物は排出される．動的収縮中におけるMFCVとMDFの分離は，MFCVがパワースペクトルの変化を説明するただ1つの要因でないことを示している．血流の影響を明確にするためには，今後の実験で，動的収縮において血流阻止の条件で同じ計測を行う必要があると考えられる．

6.5　発火頻度

　Lynn[2]は皮膚表面からMFCVを計測できる電極を開発した．計測されたMFCVは多数の運動単位活動を反映したものであるために，平均MFCVと呼ばれる．この平均MFCVは収縮力にともなって増加することが報告された[3,12,13]．これらの報告によれば，最大随意収縮（MVC）での平均MFCVは10%MVC程度の

弱い収縮におけるMFCVより20～30%速かった．

Sadoyamaら[3]やBromanら[13]は収縮力の増大にともなう平均MFCVの増加を，速いMFCVの運動単位が活動に参加したためだと説明している．しかし，単一運動単位のMFCVは発火頻度にともなって増加することも知られている[14), 15)]．

そこで，平均MFCVの変化に対して数個の運動単位を検出できる程度の弱い収縮レベルで，運動単位の活動参加閾値および発火頻度とMFCVの関係を調べた[16)]．

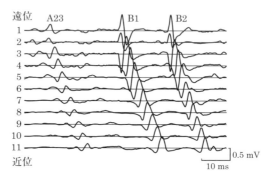

図 6.21　代表的な筋電位信号の原波形[16)]
　　　　筋線維に沿って両方向に伝播する運動単位活動電位．チャンネル2と3の間に活動電位の発生源が存在する．A23は運動単位Aが活動に参加してから23番目の発火であることを示す．B1とB2はもう1つの運動単位で，最初の発火と2番目の発火を示す

使用した電極は電気回路用のコネクタを利用したもので，金メッキしたリン青銅接点12個から構成されていた．各接触は断面積が$0.4mm^2$の正方形で，電極接点間隔が5.08mmであった．このアレイ電極を上腕二頭筋の長軸に沿って配置し，隣接する電極接点間から双極性に11チャンネルの筋電位信号を記録した．

上腕を45°に傾斜した台に乗せ，前腕を回外位にして，肘関節を直角に保って屈曲方向に収縮した．収縮力を被験者に呈示し，0～100%MVCを5～10秒で直線的に収縮力を上昇させるように指示した．

単一運動単位の活動参加の確認は筋電位信号を目視して行った．平均MFCVは2つの筋電位信号間の相互相関関数の最大値を与える時間差から計算した．相

互相関は25mm離れた位置から得られた2つの信号を用い，100ms毎に計算した．個々の運動単位発火時のMFCVは活動電位のピークの時間差から求めた．発火頻度は放電間隔の逆数として計算した．変化傾向を明確にするために，連続する5個の放電を平均した．

平均MFCVは収縮力の増大にともなって増加した．収縮力が0%MVCから100%MVCまで上昇する間のMFCVの増加率は24〜40%（平均34%）であった．

図6.21は代表的な筋電位信号の原波形を示す．これは，図6.22の一部を切り出したものである．11チャンネルの筋電位信号において活動電位がチャンネル3から11へ，またチャンネル2から1へ伝播していた．図6.21では3つの運動単位活動電位が記録されており，最初の振幅の小さい活動電位と振幅の大きい2番目，3番目は別々の運動単位として区別できる．これら3つの活動電位のMFCVはそれぞれ3.46, 3.28, 3.77m/sであった．このように，それぞれの発火でMFCVが異なっていた．

図6.22は平均MFCVと個々の運動単位のMFCV，発火頻度，収縮力の変化の代表的な例を示す．上段は筋電位信号原波形で，0.5mVp-pの振幅をもつスパイクが0.2秒で発火し始めた．これらのスパイクは振幅と波形から同一の運動単位によるものと判定できた．続いて1.4秒のところで振幅の大きい（1.5mVp-p）もう1つのスパイクが発火し始めた．記録の3.1秒のところで第3の運動単位が活動し始めたが，最終的には干渉波形となり，個々の運動単位の活動は区別できなくなった．3つの運動単位の活動参加閾値はそれぞれ12, 20, 27%MVCであった．

図6.22に示したように，個々の運動単位のMFCVは収縮力とともに増加した．この増加は数回の放電の初期には大きいが，その後小さくなったか（MUAP-B），あるいは飽和した（MUAP-A）．こうした個々の運動単位におけるMFCVの増加は発火頻度の変化と並行していた．運動単位内でのMFCVの増加率は初期放電の最小値からみると9〜29%（平均19%）の増加率で，平均MFCV（34%）に比べ小さかった．

収縮力の上昇にともなうMFCVの増加は運動単位の発火頻度に関係する．Stålberg[15]は多点の針電極を使って，2回の電気刺激によって誘発された単一運

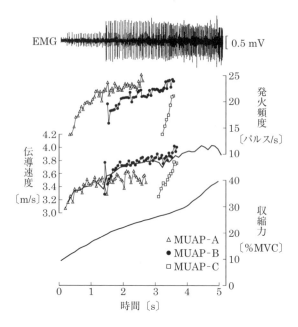

図 6.22 代表的な筋電位信号の波形と発火頻度,個々の運動単位のMFCVおよび平均MFCV(実線)と収縮力[16]
この記録では3個の運動単位が識別できた

動単位のMFCVにおいて,刺激間隔が10ms以上の場合,最初の刺激によって誘発された活動電位よりも2番目に誘発された活動電位のMFCVが速いことを報告した.彼はさらに随意収縮において発火頻度とMFCVが正の関係にあることを報告した.同様の関係はMorimotoら[14]により表面電極でも確かめられた.

しかし,個々の運動単位におけるMFCVの変化は収縮力全体で見られた平均MFCVの変化よりは小さかった.本研究で得られた収縮力にともなう個々の運動単位のMFCVの増加は9〜29%であり,Stålberg[15]のそれは12.5〜24%,Morimotoら[14]のそれは13〜18%であった.これに対し,平均MFCVの増加は24〜40%であった.個々の運動単位のMFCVの変化が収縮力のすべての範囲にわたって計測されているわけではないので,強い収縮のMFCVの増加はそれほど大きくはなかった.このことは個々の運動単位のMFCVの増加が平均MFCV

の増加につながるには十分ではないことを意味している．速いMFCVをもつ閾値の高い運動単位が活動参加したためだと考えれば，平均としてMFCVは増加する．実際，参加閾値の高いMUAP-BやMUAP-CはMUAP-AよりMFCVは速かった（図6.22）．

今回の実験では収縮レベルが弱いところからせいぜい中程度という制約と，強い収縮レベルでは個々の運動単位の活動が干渉波形になって区別できなくなってしまうという技術的な難しさもあった．その結果，MFCVと参加閾値との間に明確な正の相関関係があったわけではないが，それでも注目すべき価値があると思われる．MFCVと参加閾値の相関関係は筋線維の直径とも関係し，参加閾値の低い運動単位よりも高い運動単位の方が筋線維の直径が大きいことが知られているからである[13]．

6.6 活動参加閾値

多点表面電極を用いて計測した平均的MFCVは筋収縮力の増大につれて上昇する．この現象を運動単位レベルで解析するために，単一運動単位の**活動参加閾値**とMFCVの関係を調べた．多点表面電極列と選択的針電極を同時に用いて筋電位信号を記録した．針電極で得られた筋電位信号から信号分解手法を用い単一運動単位の発火を分離した．単一運動単位の発火タイミングをトリガーにして表面筋電位信号を加算平均し，干渉筋電位信号から単一運動単位活動電位を抽出した．相関解析を用いて計算した単一運動単位のMFCVは，より高い収縮力において活動参加を始める運動単位ほど速い値を示した．このことは，収縮力が変化する状況において，速いMFCVをもつ大きな運動単位の活動参加が平均的MFCVの上昇に寄与していることを示していた[17]．

被験者は年齢24，24，35歳の健康な成人3人（男性2人，女性1人）であった．筋電位信号は**前脛骨筋**から記録した．この筋を対象としたのは他の筋に比較して収縮力が変化しても安定した針筋電位信号が得られることと，筋線維が長く平行に走行しているためである．

使用した表面電極列の電極接点は銀製で，太さ1mm，幅10mmのものを互いに平行になるように配置した．接点間の間隔は5.08mmであった．隣り合った電極接点間から16チャンネルの信号を同時に導出した．表面電極列は前脛骨筋の遠位側部位に置き，前脛骨筋の最も遠位側の神経支配帯から開始し，遠位側末端に向かって伝播する筋電位を解析した．前脛骨筋において最も遠位側に位置する神経支配帯は，筋全体の遠位側約1/3の位置に存在する．この筋の近位部では筋線維が複雑に走行しているために，活動電位伝播の表面電極列による検出はできなかった．

　選択的針電極は外套の側面に4つの接点を有していた．電極接点間あるいは電極接点と外套との間から3チャンネルの筋電位を同時に導出した．針電極は表面電極列の近位側端において遠位側を向くように刺入した．その後，信号分解解析に適する単一運動単位活動電位波形が出現するように針電極の位置を調整した．精密分解と名付けられた計算機アルゴリズムを用いて，得られた針筋電位信号を単一運動単位活動電位のスパイク列に分解した．このようにして抽出した運動単位活動電位の発火タイミングを基に，表面電極で得た干渉筋電位を加算平均した．

　筋電位信号に加えて，足関節の背屈筋力を測定した．モニタ画面に表示した測定筋力を見ることにより，被験者は指示された力軌跡にしたがって収縮を行った．力の軌跡は台形とした．目標収縮力に到達するまでに10秒，目標収縮力の維持に10秒とし，その後，5〜10秒かけて力を抜いた．目標収縮力は最大随意収縮力比（MVC）75%とした．75%MVC以上では目標収縮力を10秒間維持するのは困難である一方，10秒以上の持続時間がないとトリガーによる加算平均法で表面筋電位から単一運動単位の波形を抽出することができない．

　収縮力の上昇局面あるいは下降局面においてはMFCVや運動単位の発火頻度が変動するため，表面筋電位の加算平均は75%MVCの収縮力を維持している間のデータに対して行った．MFCVは，10.16mm離れた2つの信号間の時間差から計算した．時間差は相互相関によって求めた．2つの信号は最大の相関係数を示すチャンネルの組合せから選択した．単一運動単位のMFCVとは別に，干渉表面筋電位信号からも0.5秒毎に相互相関法を用いてMFCVを計算した．

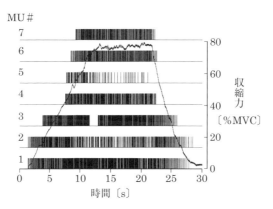

図6.23 針筋電図から抽出した単一運動単位の発火パターン[17]
筋収縮力に重ねて表示した．活動参加閾値は最初の発火が生じた時点での
収縮力から求めた．運動単位#3と#5ではすべての発火を検出することが
できず，一部の発火が欠けていた

図6.23に被験者TMの針筋電図から分離された7つの運動単位の発火パターンを示す．これ以外の2人の被験者においても1回の記録から6および5個の運動単位が検出された（表6.2）．図6.23の運動単位#5のような振幅の小さな運動単位では他の振幅の大きな運動単位と重畳した場合に発火を検出できないことがあった．他の2人の被験者では図6.23に示した被験者TMよりも分解の精度は高かった．分解の精度は表面筋電位信号を加算平均する発火の回数で見積もることができるが，被験者NPとARでは，それぞれ最低でも187回と147回であった．それぞれの運動単位の平均発火間隔を発火間隔のヒストグラムから求めた．

表6.2 表面筋電位を加算平均する際と加算平均結果の運動単位活動電位から相互
相関を計算する際のパラメータ[17]

被験者	運動単位数	平均回数		相互相関	
		平均	範囲	平均	範囲
TM	7	176.9	(33 ～ 250)	0.972	(0.949 ～ 0.986)
NP	6	230.3	(187 ～ 275)	0.937	(0.877 ～ 0.979)
AR	5	205.4	(147 ～ 235)	0.842	(0.671 ～ 0.989)

図6.24に表面電極列で計測した筋電位原波形の一例を示す．この記録ではチャンネル7から13にかけて遠位方向に直線的な時間遅れが見られ，また，チャンネル6から1にかけては近位方向への時間遅れが見られた．この時間遅れから平均的なMFCVを計算した．信号伝播の開始点であるチャンネル6と7の間に神経支配帯が位置することがわかる．

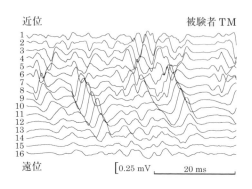

図6.24　線形表面電極列を用いて導出した表面筋電位の典型的な波形[17)]

　図6.25(a)～(c)に相互相関解析で求めた0.5秒毎の平均的MFCVを示す．すべての被験者で収縮力の増大にともなってMFCVは上昇した．この上昇量を定量化するために，低収縮力でのMFCVを30%MVC以下の収縮力時に求めたMFCVとした．また，高収縮力時のMFCVを75%MVC時のMFCVとした．被験者TMの場合には低収縮力時の3.1m/sから高収縮力時の4.1m/sまでMFCVは上昇した．同様に，他の被験者NPとARではそれぞれ3.2m/sから3.9m/sへ，4.0m/sから4.4m/sへと上昇した．MFCVの上昇率は30%MVC未満の低収縮力を基準にすると75%MVCの高出力時の値が被験者TM，NP，ARそれぞれにおいて31，23，10%であった．3人の平均では21%であった．MFCVの上昇は必ずしも収縮力に比例しているわけではなかった．被験者TMではMFCVの上昇の大部分は40～55%MVCの範囲で生じていた．このような上昇のパターンは3人の被験者の間で異なっていた．被験者NPではMFCVは0～75%MVCの範囲

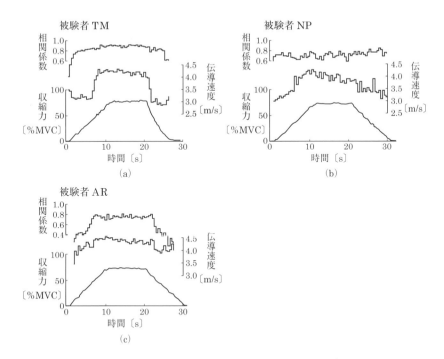

図 6.25　干渉表面筋電位信号から0.5秒毎に計算した平均MFCV[17]
　　　　MFCVは相互相関解析で求めた時間差から推定した．0.5秒毎の相互相関値
　　　　の変化も併せて示す

で直線的に生じていた．一方，被験者ARではMFCVの上昇は50%MVC未満の範囲で生じていた．

75%MVCの持続的収縮区間においてMFCVは0.01〜0.02m/s^{2}の率，すなわち，10秒経過後に0.1〜0.2m/s減少した．この現象は筋疲労の効果であると考えられた．しかしながら，収縮力の変化にともなうMFCVの変動に比較すればこの減少量は小さかったため，以降の解析ではこの筋疲労による効果は考慮しないこととした．

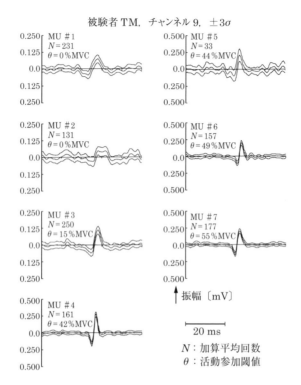

図 6.26 75％MVC区間において図6.23に示した運動単位の発火タイミングで加算平均した表面筋電位信号[17]

図 6.26に被験者TMにおける加算平均後の7個の運動単位活動電位の波形を示す．加算平均は75％MVCの一定収縮期間に対して行った．それぞれの波形の3本の線は平均値とその±3×標準偏差（SD）を示す．SDは加算平均した信号のばらつきを示す．振幅の小さかった運動単位＃1～3の3つの運動単位と加算回数が少なかった運動単位＃5では加算平均波形が大きなばらつきを示した．

運動単位＃4に対して16チャンネルの信号全体を加算平均した結果を図6.27に示す．チャンネル7から11にかけて運動単位活動電位の明確な伝播が見られた．チャンネル12～16では7～11に比べて振幅が小さかった．この運動単位に属する筋線維の一部がチャンネル11～12の間で末端の腱に到達したのかもし

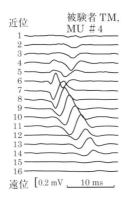

図 6.27　図6.23および6.26に示した運動単位#4の16チャンネル全体の加算平均波形[17]

れない．この運動単位のMFCVをチャンネル9～11間で計算したところ4.28 m/sであった．このMFCVに対する発火頻度と筋疲労の影響を明らかにするために，2秒間隔でMFCVを計算した．しかしながら，加算回数が減った結果，MFCVの計算値の変動が大きくなり，時間経過や発火頻度との間で明確な傾向は見られなかった．

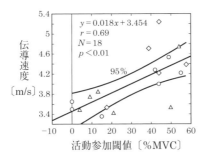

図 6.28　3人の被験者(○：TM，△：NP，◇：AR)から得られた18個の運動単位における，活動参加閾値とMFCVの関係[17]

6.6　活動参加閾値　135

図6.28に運動単位ごとの活動参加閾値とMFCVの関係を示す．これは3人の被験者から得られた18個の運動単位について統合した結果である．活動参加閾値とMFCVには有意な相関があった（相関係数 $r = 0.69$, $p < 0.01$）．すなわち，活動参加閾値が高いほどMFCVが大きくなる傾向があった．図6.28ではいくつかの運動単位が回帰直線から乖離していた．この乖離は計測時のノイズによって生じた可能性がある．被験者TMから得られた7つの運動単位は表6.2に示すように平均で0.97の相関係数を示し，回帰直線に近かった．これに対して，被験者NPとARから得られた運動単位活動電位の相関係数はそれぞれ0.94と0.84であった．この2人の被験者から得られた運動単位はより大きな乖離を示した．これらの相関係数はMFCV計算においては必ずしも低い値ではないが，MFCVが4m/sであったとすると，サンプル点1つ（0.2ms）の違いが0.32m/sあるいは8%の誤差を生じるため，結果的に低い相関係数の運動単位においてMFCVの変動が大きくなる．

　ここでの研究目的は，速いMFCVをもつ運動単位の活動参加が収縮レベルを変化させた際に表面筋電位から計算される平均MFCVの上昇を説明するために十分であるかどうかという点であった．図6.28に示した活動参加閾値とMFCVの回帰直線では0%MVCで3.45m/sで，上昇率が0.018m/s/%MVCであった．すなわち，0%MVCから75%MVCの間で運動単位が活動参加すると，MFCVは3.45m/sから4.80m/sまで1.35m/s上昇することになる．75%MVCの高い収縮レベルにおいては活動参加閾値の低い運動単位と閾値の高い運動単位の両者が活動しているであろうから，75%MVCで活動しているすべての運動単位の平均MFCVは3.45m/sと4.80m/sの中間的な値となるはずである．これを単純に中間値と仮定すると4.13m/sで，最低収縮レベルからの上昇量は20%となる．実際の平均MFCVの上昇率は21%であったので，この推定とよく一致する．すなわち，収縮レベルを変化させた際のMFCVの上昇は主に速いMFCVをもつ運動単位の活動参加によるものと考えてよいことになる．

参考文献

1) Kogi K, Hakamada T: Slowing of surface electromyogram and muscle strength in muscle fatigue, Rep Inst Sci Labour, 60, 27-41（1962）
2) Lynn PA: Direct on-line estimation of muscle fiber conduction velocity by surface electromyography, IEEE Trans Biomed Eng, 26, 564-571（1979）
3) Sadoyama T, Masuda T, Miyano H: Relationship between muscle fibre conduction velocity and frequency parameters of surface EMG during sustained contraction, Eur J Appl Physiol, 51, 247-256（1983）
4) Hanayama K: Recovery of conduction velocity of muscle fiber action potential after strenuous isometric contraction, Jpn J Physiol, 44, 75-88（1994）
5) Zwarts MJ, Arendt-Nielsen L: The influence of force and circulation on average muscle fibre conduction velocity during local muscle fatigue, Eur J Appl Physiol Occup Physiol, 58, 278-283（1988）
6) Schulte E, Miltner O, Junker E, Rau G, Disselhorst-Klug C: Upper trapezius muscle conduction velocity during fatigue in subjects with and without work-related muscular disorders: a non-invasive high spatial resolution approach, Eur J Appl Physiol, 96, 194-202（2006）
7) Kimura M, Sato H, Ochi M, Hosoya S, Sadoyama T: Electromyogram and perceived fatigue changes in the trapezius muscle during typewriting and recovery, Eur J Appl Physiol, 100, 89-96（2007）
8) Holtermann A, Grönlund C, Stefan Karlsson J, Roeleveld K: Spatial distribution of active muscle fibre characteristics in the upper trapezius muscle and its dependency on contraction level and duration, J Electromyogr Kinesiol, 18, 372-381（2008）
9) Masuda T, Sadoyama T, Shiraishi M: Dependence of average muscle fibre conduction velocity on voluntary contraction force, J Electromyogr Kinesiol, 6, 267-276（1996）
10) Masuda T, Kizuka T, Zhe JY, Yamada H, Saitou K, Sadoyama T, Okada M: Influence of contraction force and speed on muscle fiber conduction velocity during dynamic voluntary exercise, J Electromyogr Kinesiol, 11, 85-94（2001）
11) Masuda K, Masuda T, Sadoyama T, Inaki M, Katsuta S: Changes in surface EMG parameters during static and dynamic fatiguing contractions, J Electromyogr Kinesiol, 9, 39-46（1999）

12) Arendt-Nielsen L, Forster A, Mills KR: The relationship between muscle fibre conduction velocity and force in the human vastus lateralis, J Physiol, 353, 6P (1984)
13) Broman H, Bilotto G, De Luca CJ: A note on the noninvasive estimation of muscle fiber conduction velocity, IEEE Trans Biomed Eng, 32, 341-344 (1985)
14) Morimoto S, Masuda M: Dependence of conduction velocity on spike interval during voluntary muscular contraction in human motor units, Eur J Appl Physiol Occup Physiol, 53, 191-195 (1984)
15) Stålberg E: Propagation velocity in human muscle fibers in situ, Acta Physiol Scand, Suppl 287, 1-112 (1966)
16) Sadoyama T, Masuda T: Changes of the average muscle fiber conduction velocity during a varying force contraction, Electroencephalogr Clin Neurophysiol, 67, 495-497 (1987)
17) Masuda T, De Luca CJ: Recruitment threshold and muscle fiber conduction velocity of single motor units, J Electromyogr Kinesiol, 1, 116-123 (1991)

第7章
筋線維伝導速度に影響を与える要因

　筋線維伝導速度（MFCV）は筋を構成する筋線維のタイプや，筋の種類，トレーニング，加齢にも関係していることが明らかになってきた．ここでは，MFCVに影響を与える要因を調べた研究を紹介する．MFCVに影響を与える要因や，それらの間の関係が明らかになれば，MFCVを筋の生理的な特性を表現する指標としてより有効に利用できるようになると考えられる．MFCVに関連する種々の要因について過去の報告の結果をとりまとめたArendt-Nielsenら[1]による総説もあるので参考にされたい．

7.1　筋線維組成

　第1章でも述べたように，筋は性質の異なる筋線維が束になって構成されている．性質の異なる筋線維がどのような割合で筋を構成しているかによって筋全体の機能が特徴づけられる．筋線維タイプの割合は**筋線維組成**と呼ばれ，**バイオプシー**という生検法でいろいろなスポーツ選手の筋線維組成が調べられている．その中でも，陸上の長距離や水泳など，持久的な機能が要求される種目の競技者はその主働筋において遅筋線維の割合が多く，また瞬発的な機能を必要とする陸上の短距離走者には速筋線維の割合が多いことが勝田ら[2]により報告された．筋線維組成とスポーツ種目との関係が深いことから，個人の筋線維組成を知ることはスポーツ適性を考えるうえで重要となる．しかし，バイオプシーによる方法では，局所麻酔をしたうえで筋の一部を摘出しなければならないという技術的な問

題があるほか，子供を対象とすることが難しいという困難さもある．このため，バイオプシーによらない非侵襲的な方法で筋線維組成を推定することが望まれている．磁気共鳴画像法（MRI）や磁気共鳴スペクトロスコピー（MRS）を用いた方法が提案されているが，高価な装置や設備を必要とすることから，一般的な方法とはなっていない．

宮田ら[3]はMFCVと筋線維組成との関係を等尺性収縮条件下の外側広筋で調べた．被験者として筋線維組成の違いの幅が大きいと考えられる陸上競技の短距離選手13人と長距離選手7人を選んだ．これらの被験者については，すでにバイオプシー法で外側広筋の筋線維組成が調べられていた[4]．被験者全体のFT線維の平均値は58.3%で，短距離走者群と長距離走者群の%FT線維はそれぞれ平均69.2%と39.7%であった．

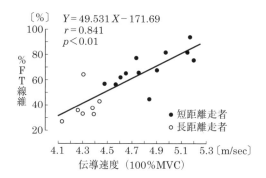

図7.1 膝関節伸展における等尺性最大随意収縮力発揮時の外側広筋のMFCVと%FT線維との関係[3]

MFCVは膝関節伸展における等尺性最大随意収縮中の外側広筋で計測した．13本のステンレス線から構成されたアレイ電極を用いて筋電位信号を導出した．アレイ電極は外側広筋の長軸に沿ってバイオプシーを行った位置のやや近位側に配置した．MFCVは電極接点間距離5mmと筋電位信号間の時間遅れから計算した．時間遅れは2チャンネルの筋電位信号に対する零交差法[5]により求めた．

MFCVは4.13〜5.20m/sの範囲にわたっていた．短距離走者のMFCVは4.84

±0.24m/sで，長距離走者の4.31±0.10m/sよりも有意に（$p<0.01$）速かった．

MFCVと%FT線維の関係を図7.1に示す．両者の間には正の相関（$r=0.84$, $p<0.01$）が認められた．すなわち，%FT線維の高い人はMFCVが速く，反対に%FT線維の低い人はMFCVが遅かった．MFCVと筋線維組成との間の相関は速筋線維や遅筋線維の膜の興奮性の違いによるものと思われた．

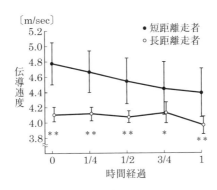

図7.2 時間経過にともなうMFCVの変化[3]
　　　短距離走者群と長距離走者群の有意差（${}^*p<0.05$, ${}^{**}p<0.01$）を示す

50%MVCの収縮力を維持できなくなるまで続けたときの持続時間と%FT線維の間には負の有意な相関が認められ，%FT線維の高い人ほど持続時間が短かった．この持続テスト中のMFCVの変化を種目グループ別にみると，短距離走者群ではMFCVは4.77m/sから4.38m/sまでほぼ直線的に減少したのに対し，長距離走者群では4.1m/s前後でほぼ横ばいの経過をたどり，最終段階においてのみ3.91m/sに低下した．両グループ間にはいずれのステージにおいても有意差が認められた（図7.2）．

筋線維組成と相関の高い非侵襲的に計測可能なMFCVという生理学的な指標を見出すことができた．すなわち，このMFCVに基づいて筋線維組成を評価できる可能性が示された．筋線維構成とスポーツ種目との関連性が勝田ら[2]により報告されており，筋線維組成がスポーツへの適性やトレーニング方法に強く影響

することは疑いない．例えば，筋線維組成を知ることにより，短距離走や長距離走などの種目に対する選手の適性を早期に見出すことができるかもしれない．筋電位を用いて筋線維組成を推定する方法は人体に対して非侵襲であるため，スポーツ科学への応用が期待される．

7.2 筋線維組成に関する動物実験

筋線維組成とMFCVの関係性，すなわち「速筋線維のMFCVは速く，遅筋線維のMFCVは遅い」という仮説を検証するために，ラットを用いた実験を企画した．ラットの典型的な速筋である長指伸筋と遅筋であるヒラメ筋のMFCVを専用のアレイ電極を用いて計測した．また，両筋の筋線維組成を組織化学的に分析し，筋線維組成とMFCVの関係を調べた[6]．

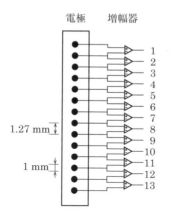

図7.3　金メッキしたリン青銅線を用いたアレイ電極と増幅器の構成[6]

ラットの長指伸筋およびヒラメ筋を露出し，筋の遠位端の腱を切断した．筋の血流や神経支配を途絶えさせないようにしながら，筋の近位腱を残して分離した．そして，筋の遠位腱を張力計測器に接続した．

等尺性最大収縮中の張力とMFCVを測定するために，刺激装置に接続した双

極性刺激電極を長指伸筋に対しては深腓骨神経，ヒラメ筋に対しては脛骨神経に当てて刺激した．刺激は0.2msの矩形波を用い，50Hzで1秒間行った．

MFCVの計測は金メッキした直径1mmのリン青銅線を1.27mm間隔で14本配列したアレイ電極を用いて行った（図7.3）．

アレイ電極列と筋線維方向とが一致するように調整した．筋電位は隣接する電極接点間から双極性に13チャンネルを同時に誘導記録した．図7.4に電気刺激により誘発された筋活動電位パターンの例を示す．長指伸筋の筋電位パターンはヒラメ筋のそれと比べて明らかに伝播する速度が大きいことが認められた．

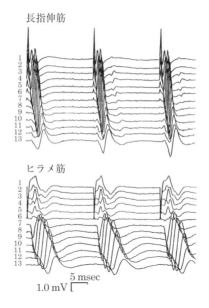

図7.4　電気刺激により誘発された長指伸筋とヒラメ筋の筋電位パターン[6]

MFCVは神経筋接合部の影響を受けない領域で筋腹から遠位方向に一定の時間遅れが見られた波形を選択し，伝播時間遅れと電極間距離から計算した．

刺激実験終了後に筋を摘出し，筋線維組成を調べるためにmATPase染色を行い，速筋線維と遅筋線維に分類し，筋線維組成を求めた．また，筋線維横断面積，筋線維直径を計測するためにNADH-TR染色を行い，筋線維タイプ別の平

均筋線維横断面積を算出した．筋線維を円と仮定したうえで，筋線維横断面積と筋線維組成から平均筋線維直径を計算した．

表7.1に長指伸筋とヒラメ筋の筋線維組成，筋線維横断面積，筋線維直径，MFCVおよび電気刺激で引き起こされた最大収縮力の平均値と標準偏差を示す．

表7.1　長指伸筋とヒラメ筋の筋線維特性[6]

筋の種類	筋線維組成		筋線維面積 $[\mu m^2]$		筋線維直径 $[\mu m]$	MFCV $[m/s]$	最大収縮力 $[g]$
	%FT線維	%FT横断面積	速筋線維	遅筋線維			
長指伸筋	94.6±1.8	97.2±0.9	2 940±67	1 617±343	62.7±6.2	2.71±0.50	32.0±19.2
ヒラメ筋	14.8±4.2	11.5±5.2	3 607±350	5 204±1 119	79.2±7.8	2.14±0.34	49.8±25.4

筋線維組成という側面から見れば，長指伸筋は明らかに速筋線維を多く含み，ヒラメ筋には遅筋線維が多かった．また，長指伸筋のMFCVはヒラメ筋のMFCVに比べて27%有意（$p<0.05$）に速かった．筋線維直径はヒラメ筋の方が26%（$p<0.01$）有意に大きかった．電気刺激で引き起こされた最大収縮力はヒラメ筋の方が56%大きかったが，有意な差ではなかった．

MFCVは静止時と活動時の膜電位差，比膜容量，比膜抵抗，筋線維の太さなどに影響されるといわれている[7]．Yonemura[8]は長指伸筋とヒラメ筋の静止時および活動時の膜電位を計測した．その結果，静止時と活動時の膜電位の差は長指伸筋の方が大きかった．この膜電位の差が大きいほどMFCVが速いことから[7]，長指伸筋のMFCVはヒラメ筋よりも速いことが推察される．

一般的に，MFCVの差は筋線維の太さの違いに起因していると考えられている．有随神経線維の場合，線維直径と伝導速度の間には直線的な比例関係が認められている[8]．また，無随神経線維の伝導速度は直径の平方根に比例する[9]といわれている．

この実験で得られたラット下肢筋である長指伸筋とヒラメ筋の筋線維直径はヒラメ筋の方が有意に大きいにもかかわらず，MFCVは長指伸筋の方がヒラメ筋

より有意に速かった．このことはMFCVに影響を与える主要な要因として筋線維タイプの違いによることが示唆された．

7.3 筋の種類による違い

ヒトの骨格筋はおよそ430種あるといわれている．重力に抗して体幹を支える大きな筋や，手足を動かす四肢の筋，指先の細かな作業を行う手指の筋，喜怒哀楽を表現する顔の表情筋など，体の構造や機能に応じて適切な筋が配置されている．こうした筋の種類の違いは筋線維組成にも反映されている．

筋の種類とMFCVに関しては筋線維組成の個人差が大きく，筋収縮の条件によっても影響されることから，体系的な研究が行われていない．多点針電極を用いたStålberg[10]の研究では4種類の筋のMFCVが計測され，上腕二頭筋は3.69±0.71m/s，前頭筋は2.01±0.39m/s，総指伸筋は3.15±0.75m/s，大腿四頭筋は3.39±0.68m/sと報告された．

表面電極で計測されたMFCVについてはLindstromら[11]の研究が最初である．表面筋電位のスペクトルディップからMFCVを計測したところ，上腕二頭筋のMFCVは3.5〜4.8m/sであった．Nishizonoら[12]は上腕二頭筋において単極導出の表面筋電位から相互相関法を用いてMFCVを計算し，4人の被験者において4.6±0.5m/sであったと報告した．同じ年に，Lynn[13]は3接点の平行線表面電極を用いて，隣接する電極接点間から差動で2チャンネルの筋電位信号を導出し，信号間の時間遅れを零交差法で算出し，MFCVを求めた．そして，被験者12人の上腕二頭筋のMFCVは4.34±0.61m/sであったと報告した．

表7.2 各筋の左右のMFCVと標準偏差[14]

筋	右側〔m/s〕	左側〔m/s〕
外側広筋	4.50±0.37	4.50±0.32
上腕二頭筋	4.26±0.30	4.18±0.34
上腕三頭筋	4.90±0.24	4.71±0.44
三角筋	4.75±0.28	4.73±0.40

松永ら[14]は4種類の筋の最大収縮時において多点表面電極を用いた零交差法でMFCVを計測した．表7.2に被験者12人の各筋および左右のMFCVの平均値と標準偏差を示す．同じ筋での左右差はほとんどなかった．右側の筋でいえば上腕二頭筋と上腕三頭筋，上腕二頭筋と三角筋，外側広筋と上腕三頭筋，外側広筋と三角筋の間にはそれぞれ有意差が認められた．こうした違いには筋線維組成が関与するものと考えられた．しかしながら，Johnsonら[15]の報告では外側広筋，上腕二頭筋，上腕三頭筋，三角筋の%FT線維の組成はそれぞれ56.3，57.7，67.5，46.7%となっており，筋線維組成とMFCVの関係性は低かった．このことから，筋線維組成の差はMFCVに影響を及ぼすほど大きな差ではなかったと結論づけた．

こうした研究を皮切りに，以後数多くのMFCVに関する研究が行われた．ほとんどの筋においてMFCVは2〜5m/sの範囲内にあった．しかし，咬筋だけは例外的に11〜13m/sと徳永[16]により報告された．同様に，Mitoら[17]も咬筋の20，30，40%MVCの等尺性収縮レベルにおいて，それぞれ10.3±0.7，11.6±0.7，12.2±0.8m/sであったとし，収縮レベルの増加にともなって有意にMFCVも増加したことを報告した．

7.4 スポーツ種目による違い

スポーツ選手を対象としたバイオプシー法により筋線維の組成が調べられ[2]，短時間に高い運動強度が要求されるスポーツ種目の選手は速筋線維を含む割合が高く，持久性の高いスポーツ種目の選手は遅筋線維の割合が高いと報告された．こうした研究の主な狙いは，筋線維組成の偏りを調べることにより，それぞれの種目に属する選手の適性を知ることにある．

スポーツ種目により筋線維組成に偏りがあるのであれば，MFCVにもそうした違いが存在することが予想される．筋線維組成を調べるためのバイオプシー法は侵襲的な方法である．7.1節で述べたように，筋線維組成とMFCVの関係が明らかになれば，筋線維組成を推定する非侵襲的な方法が開発できる可能性も出て

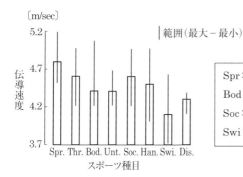

図7.5 各種スポーツ種目選手の外側広筋のMFCV[18]

くる.

宮田らは各種スポーツ種目選手の外側広筋におけるMFCVを最大脚伸展力発揮時（MVC）と25，50，75%MVCの3段階の筋力水準で計測した[18]．大学に在学する男性スポーツ選手57人と，特別なスポーツ活動を行っていない一般男性の学生7人を計測対象に選んだ．対象としたスポーツ種目と被験者数は陸上競技の短距離12人，長距離8人，投てき8人に加えて，ボールゲームであるハンドボール8人，サッカー7人，さらに，その他の種目としてボディービル7人と水泳7人であった．被験者としたスポーツ選手のほとんどはレギュラークラスであった．外側広筋におけるMFCVの計測は電極接点間距離5mmと筋電位信号間の時間遅れから計算した．時間遅れは2チャンネルの筋電位の零交差法[5]により求めた．

図7.5にスポーツ種目別にみた外側広筋のMFCVを示す．陸上競技の短距離走者が平均4.8m/sと最も速く，やや離れて投てき選手，サッカー選手がこれに続き，それぞれ4.6，4.6m/sであった．ハンドボール選手，ボディービルダー，非鍛練者が中間に位置しており，それぞれ4.5，4.4，4.4m/sであった．また，MFCVの遅いグループは陸上競技の長距離選手と水泳選手で，それぞれ4.3m/sと4.1m/sであった．

MFCVとスポーツ種目との関係を見ると，陸上競技の短距離種目の選手の

MFCVが最も速く，次に投てき，サッカー選手といった比較的パワーに関係する種目の選手においてMFCVが速かった．そして，ハンドボール選手，ボディービルダー，非鍛練者のMFCVが中間の速度であった．MFCVの遅い種目は陸上競技の長距離走と水泳の選手であった．水泳にも短距離と長距離の種目があるが，陸上競技のように瞬発的なスポーツ適性ではなく，水泳の短距離は耐久的な種目に属するものと考えられた．こうしたMFCVの種目特性はあくまでも平均値に基づくもので，同じ種目の選手の中にも個人差があった．陸上競技の短距離選手の中でも4.5〜5.2m/sまでかなりの幅があった．

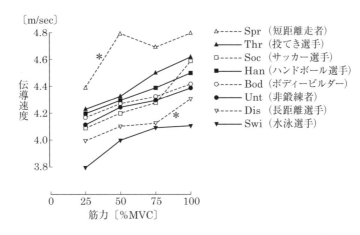

図7.6　各種スポーツ種目別に見た筋力水準とMFCVの関係[18]

　筋力水準の上昇にともなうMFCV変化をスポーツ種目別の平均値で図7.6に示す．いずれの種目においてもMFCVは増加する傾向にあったが，MFCVの増加パターンには種目による特徴的な違いが見られた．すなわち，短距離走者の平均値は筋力水準が25%MVCから50%MVCにかけて有意な増加を示したのに対し，長距離走者のMFCV平均値は25%MVCから50%MVCの間では有意な増加を示さず，75%MVCから100%MVCにかけて有意な増加を示した．
　収縮力の増加にともなうMFCVの上昇には筋活動に参加する筋線維の動員様

式が関係していると考えられる．速筋線維の割合の高い短距離走者では，MFCVの速い速筋線維が低い収縮レベルで活動に動員されたと仮定することができる．また，遅筋線維の割合の高い長距離走者では収縮レベルの高いところでMFCVの速い速筋線維が動員された結果と解釈できる．和田ら[19]によりまとめられた各種スポーツにおける筋線維組成と比較してみると，スポーツ競技ごとに特徴的な傾向があり，MFCVの傾向と非常に類似性が高いといえる．

7.5 トレーニングの影響

筋力トレーニングは競技成績を向上させるために多くのスポーツ種目において必要不可欠である．トレーニングを重ねた選手の骨格筋は著しく発達しており，形態的には肥大し，機能的にもスピードやパワーが増している．そうした変化がMFCVにも影響しているかどうかを確かめた[20), 21)]．

1 筋力トレーニングによる影響

筋線維組成とMFCVの関係が宮田ら[3]により報告され，各種スポーツ選手の外側広筋におけるMFCVが筋線維組成と密接な関係にあることが明らかにされた．

長期間の筋力トレーニングの結果，筋力と同時に筋量が増大する．そこで，一定期間の筋力トレーニングにより筋の増大を生じさせ，その変化がMFCVにどのような影響を及ぼすかについて調べた[20]．

被験者は男性の学生7人で，トレーニングはアンダーグリップでバーベルを持ち，肩まで巻き上げて元の姿勢に戻す，Two Hands Curlという運動であった．60%MVCの負荷で反復可能な限り繰り返す運動を1セットとし，それを1日当たり3セット，週3日の頻度で16週間行わせた．60%MVCの負荷は4週間毎に修正した．

筋力トレーニングにともなう筋の形態学的および機能的変化については，筋肥大を反映する指標として，上腕囲をマルチンの巻尺で計測した．また，その上腕囲の肥大が筋によるものなのか，脂肪によるものかを判別するために，上腕部の

二頭筋側の皮脂厚を皮脂厚計で計測した．一方，機能的変化については，等尺性収縮および等張性収縮における最大筋力を計測した．

筋電位の計測には直径1mm，長さ10mmのステンレス線を5mm間隔で5本平行に配列したアレイ電極を用いた．隣接する電極接点間から双極性に4チャンネルの筋電位信号を導出した．

MFCVの算出においては2つの隣接する筋電位信号間の相互相関係数を計算し，4チャンネルの中の3つの組合せから最も相関の高いものを選んだ．そして，電極接点間隔5mmを相関係数の最大値を与える時間遅れで割って計算した．

表7.3 16週間の筋力トレーニング前後のテスト結果[20]

	トレーニング前	トレーニング後	変化比率〔%〕
上腕囲〔cm〕	29.2±1.4	30.6±1.5	4.8*
上腕部皮脂厚〔mm〕	2.2±0.4	2.3±0.4	4.5
等張性収縮力〔kg〕	36.1±5.6	42.5±2.2	17.7**
等尺性収縮力〔kg〕	33.8±3.9	36.4±4.3	7.7
MFCV〔m/s〕	4.04±0.31	4.18±0.40	3.5

値は平均±標準偏差（$n=7$）　*$p<0.05$，**$p<0.01$

筋力トレーニングにともなう上腕囲，筋力およびMFCVの変化を表7.3に示す．筋力トレーニングにより上腕囲は4.8%有意に増加した．上腕部の皮脂厚には有意な増加は認められなかった．このことから，トレーニングにより筋線維の肥大が生じたと見なすことができた．しかし，MFCVはわずか3.5%の増加にとどまり，有意な変化は認められなかった．

筋力トレーニングがMFCVに及ぼす影響について検討したが，期待された変化は認められなかった．これはMFCVの計測が表面に近い部位に限られること，またMFCVの変化の幅がそれほど大きくなかったために感度が十分でなかったことに起因するという可能性が考えられた．

2 バドミントン選手における上腕二頭筋のMFCVの左右差

16週という比較的短い期間のトレーニングでは筋力の増大や筋の肥大は引き起こすものの，MFCVには影響を及ぼさないことが明らかになった[20]．

そこで，7〜10年の長期にわたり一側優位にトレーニングを行っているバドミントン選手6人の利き手(右側)，非利き手(左側)の上肢筋の構造的(上腕囲，皮脂厚)，機能的(等尺性最大肘屈曲力，等速性最大筋力，MFCV)特性について調べた[21]．比較として同様の計測をコントロール群(6人)についても行った．

その結果，上腕囲はプレーヤー群の利き手側が非利き手側に比べ1.7cm有意に高い値を示した($p<0.01$)．また，コントロール群にも同様の傾向が認められた($p<0.05$)．上腕部の皮脂厚はプレーヤー群の上腕外側部においてのみ利き手側と非利き手側に有意差が認められたが($p<0.05$)，他の部位においては両群ともに利き手側と非利き手側には差が認められなかった．

肘屈曲時の等速性最大筋力はプレーヤー群では角速度が10，20，30，40 rpm ($p<0.01$)において，コントロール群では30 rpm ($p<0.05$)において，また等尺性最大筋力($p<0.05$)において，利き手側が非利き手側より有意に高い値を示した．

等尺性最大筋力発揮時の上腕二頭筋のMFCVはプレーヤー群の利き手側で4.16 ± 0.34 m/s，非利き手側で4.08 ± 0.34 m/sであり，両群ともに利き手側と非利き手側に有意な差は認められなかった．

上腕二頭筋の上腕周径に利き手側と非利き手側の間で有意差が生じているにもかかわらず，MFCVには差が認められなかったことから，筋線維組成の変化は生じていなかったものと推察された．

7.6 加齢

筋力は年齢20〜30歳代でピークに達した後，年齢とともに低下し，80歳代でピーク時のおよそ55〜65%にまで低下するといわれている．筋力低下の主な要因は筋量の減少，すなわち**筋萎縮**である．筋萎縮の程度は筋の種類によって異

なり，大腿部の筋で比較した場合，膝屈筋群より膝伸筋群の方が加齢による萎縮率が大きいと報告されている．基本的に筋線維の数は年齢によって変化しないので，筋萎縮は個々の筋線維の萎縮の結果と考えることができる．

上腕二頭筋，上腕三頭筋，大腿直筋，外側広筋，前脛骨筋などの筋では，筋線維の萎縮は速筋線維の方が遅筋線維より顕著であるといわれている[22]．これらのことから，MFCVにも影響があることが推察される．

宮田ら[23]は8歳男児および年齢18～22歳の成人男性の外側広筋におけるMFCVの比較を行い，図7.7に示す結果を得た．大腿囲および最大筋力には有意差が認められたが，MFCVには有意差は認められなかった．大腿囲の差はおよそ1.4倍で，この違いは膝関節伸展力にも反映しており，成人の脚伸展力は8歳児のほぼ2.6倍になっていた．他方，MFCVはこれらの違いに関係なくほぼ同じであった．これらのことから，成長にともなって筋線維の太さや筋力は増加するものの，MFCVには影響を及ぼさないと結論づけた．

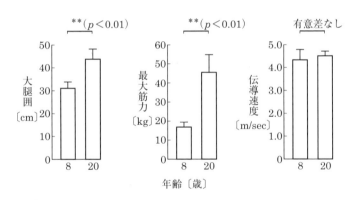

図7.7　8歳児と成人男性の大腿囲，膝関節伸展最大筋力，最大収縮時のMFCVの比較[23]

Haraら[24]は加齢がMFCVに及ぼす影響について調べるために，筋疲労時とその後の回復時におけるMFCVとスペクトル中央周波数（MDF）の変化を9人の若年者（平均29.3歳）と7人の高齢者（平均72.0歳）を対象にして調べた．足の

小指外転筋の収縮を50%MVCの収縮レベルで筋力を維持できなくなるまで行わせた．筋疲労後の回復60分のセッションでは，50%MVCの短い収縮を行わせ，筋電位パラメータを取得した．疲労前と疲労後の50%MVCにおけるMFCVとMDFは若年者でそれぞれ73.4，67.3%，高齢者で71.2，66.7%に減少した．初期値に対するMFCVとMDFの回復は高齢者の方が若年者より2.5倍以上遅れた．回復時のオーバーシュートは両群に見られたが，高齢者のオーバーシュートの時間は若年者より短かった．高齢者の回復の遅れは膜電位の伝播の回復の遅れであり，代謝容量や遅筋線維の組成が関係しており，高齢者のMFCVにおけるオーバーシュートの短縮には，加齢による膜電位の後過分極の減少が影響していると考察した．

Yamadaら[25]は加齢に関する神経筋適応を調べるために，疲労収縮中の前脛骨筋の表面筋電位を若年者と高齢者で比較した．60%MVC収縮中の筋電位の平均整流値（ARV），中央周波数（MDF），MFCVを計測した．筋力，ARV，MDF，MFCVは高齢者よりも若年者で有意に大きかった．最大下収縮で筋疲労にともなってARVが増大し，MDF，MFCVは有意（$p<0.01$）に減少した．MDFとMFCVの疲労性変化は若年者よりも高齢者が有意に（$p<0.05$）小さかった．この傾向はARVにおいても同様に見られた．これは相対的に同じレベルの強度の負荷に対して，高齢者が若年者ほどには疲労することができないことを意味している．この原因として，高齢者が年齢の上昇にともなう神経筋機能の低下，すなわち運動単位活動の低下や速筋線維の選択的な萎縮に適応的に対応しているためと考察した．

また，Yamadaら[26]は前脛骨筋の最大収縮時のMFCVを12人の若年者（平均21.4±1.7歳）と13人の高齢者（平均70.8±3.1歳）で比較した．その結果，それぞれ4.73±0.99，3.85±0.56m/sと有意（$p<0.05$）に高齢者のMFCVが低かった．

さらに，山田ら[27]は高齢女性39人（平均67.4±4.5歳），若年女性24人（平均22.7±2.6歳）を対象にして，60%MVCを疲労するまで保持したときのMFCVを前脛骨筋で計測し，加齢による変化の仕方を調べた．その結果，高齢者の方が若年者に比べ低下率が有意に小さかった．このことは，加齢による速筋線維の萎縮

に起因する筋神経系の劣化に対処するための運動適応と考察した.

7.7 その他の要因

1 温度の影響

　MFCVはイオンの膜透過性に依存するので,温度の影響を受けると考えられる.Buchthalら[28]は筋温が25℃から14℃に低下したとき,MFCVが2.8±0.05m/sから1.7±0.3m/sまで低下したと報告した.

　Morimotoら[29]は運動単位の発火間隔とMFCVとの関係について内側広筋を氷で冷やしたときにどのような変化が現れるかを調べた.その結果,筋を氷で30分間冷やすことにより,MFCVは3.7m/sから1.1m/sまで低下した.また,冷やす前の状態では発火間隔とMFCVは負の関係にあったものが,冷やすことによりその関係が崩れ,30分後には発火間隔とMFCVは正の関係になった.

　Farinaら[30]は前脛骨筋を対象に低い収縮レベルで活動参加する運動単位の電気生理学特性(MFCV,活動参加閾値)について,33,39,45℃の3条件で調べた.その結果,筋温の上昇にともなってMFCVも参加閾値も増加した(33℃:3.53m/s, 0.82mN・m,39℃:3.93m/s,1.17mN・m,45℃:4.35m/s,1.46 mN・m).また,筋温の上昇にともなって運動単位の単収縮力も増加したことから,MFCVなどの筋線維膜の特性変化は運動単位の収縮力特性に直接影響していると結論づけた.

2 性との関係

　Troniら[31]は性によるMFCVの違いについて,女性が男性に比べMFCVがやや低いことを示した.Kereshiら[32]は筋線維によってMFCVが異なり,中間的な遅い筋線維は男性より女性の方がMFCVは低い値を示したが,速い筋線維については男性も女性も違いが認められなかったと報告した.

　Maseら[33]は,216人の被験者を対象にMFCVに対する年齢と性の影響を電気刺激による誘発筋電位を用いて内側広筋で調べた.男女とも,年齢にともなっ

てMFCVは有意に減少し，負の相関が認められた．また，性による違いは20～40歳代においては男性のMFCVが女性のそれより速かった．しかし，50歳以上では男女間の違いが認められなかった．

3　薬物との関係

Hopf[34]はてんかん発作の処置において使われる抗痙攣薬が運動神経や筋の電気的特性，すなわちMFCVを低下させるという仮説を検証するために，上腕二頭筋を対象に針電極を用いた誘発筋電図からMFCVを計測した．その結果，抗痙攣薬がMFCVの低下をもたらすことを示した．

参考文献

1) Arendt-Nielsen L, Zwarts M: Measurement of muscle fiber conduction velocity in humans: techniques and applications, J Clin Neurophysiol, 6, 173-190 (1989)
2) 勝田茂，和田正信：筋線維組成と運動競技適性，デサントスポーツ科学, 7, 34-43 (1986)
3) 宮田浩文，佐渡山亜兵，勝田茂：等尺性収縮における外側広筋の筋電位伝導速度－その筋線維組成との関連－，体力科学, 34, 231-238 (1985)
4) 勝田茂：筋線維の特性に基づくスポーツ適性の開発に関する研究，昭和57年度科研費（一般研究C）研究成果報告書, 1-48 (1983)
5) Masuda T, Miyano H, Sadoyama T: The measurement of muscle fiber conduction velocity using a gradient threshold zero-crossing method, IEEE Trans Biomed Eng, 29, 673-678 (1982)
6) 松永智，佐渡山亜兵，中村友浩，勝田茂：ラット下肢筋の筋線維伝導速度と筋線維組成，体力科学, 41, 63-69 (1992)
7) 三木威勇治，時実利彦：筋電図入門，南山堂 (1964)
8) Yonomura K: Resting and action potentials in red and white muscles of the rat, Jpn J Physiol, 17, 708-719 (1967)
9) Hursh JB: Conduction velocity and diameter of nerve fibres, Am J Physiol, 127, 131-139 (1939)
10) Stålberg E: Propagation velocity in human muscle fibers in situ, Acta Physiol

Scand, Suppl 287, 1-112 (1966)
11) Lindstrom L, Magnusson R, Petersén I: Muscular fatigue and action potential conduction velocity changes studied with frequency analysis of EMG signals, Electromyography, 10, 341-356 (1970)
12) Nishizono H, Saito Y, Miyashita M: The estimation of conduction velocity in human skeletal muscle in situ with surface electrodes, Electroencephalogr Clin Neurophysiol, 46, 659-664 (1979)
13) Lynn PA: Direct on-line estimation of muscle fiber conduction velocity by surface electromyography, IEEE Trans Biomed Eng, 26, 564-571 (1979)
14) 松永智，佐渡山亜兵，小野満哲，宮田浩文，増田正，勝田茂：上腕三頭筋，上腕二頭筋，三角筋，外側広筋の筋線維伝導速度，大阪市立大学保健体育学研究紀要，28, 11-17 (1992)
15) Johnson MA, Polgar J, Weightman D, Appleton D: Data on the distribution of fibre types in thirty-six human muscles. An autopsy study, J Neurol Sci, 18, 111-129 (1973)
16) 徳永徹：咬筋筋疲労過程における筋電位伝導速度および周波数パラメータの観察，日本補綴歯科学会雑誌，33, 696-709 (1989)
17) Mito K, Sakamoto K: Distribution of muscle fiber conduction velocity of m. masseter during voluntary isometric contraction, Electromyogr Clin Neurophysiol, 40, 275-285 (2000)
18) 宮田浩文，角直樹，佐渡山亜兵，増田正，勝田茂：各種スポーツ競技選手の外側広筋における活動電位伝導速度，臨床スポーツ医学，6, 1371-1376 (1989)
19) 和田正信，勝田茂：筋線維タイプからみたスポーツパフォーマンス，Jpn J Sports Sci, 8, 62-68 (1989)
20) 松永智，佐渡山亜兵，宮田浩文，勝田茂：筋力トレーニングが筋線維伝導速度に及ぼす影響，体力科学，39, 99-105 (1990)
21) 松永智，佐渡山亜兵，小野満哲，増田正，勝田茂：バドミントン選手の左右上腕二頭筋の筋線維伝導速度，Ann Physiol Anthropol, 12, 251-257 (1993)
22) Lexell J, Taylor CC, Sjöström M: What is the cause of the ageing atrophy? Total number, size and proportion of different fiber types studied in whole vastus lateralis muscle from 15- to 83-year-old men, J Neurol Sci, 84, 275-294 (1988)
23) 宮田浩文，佐渡山亜兵，勝田茂，宮丸凱史：8歳児および成人男子の外側広筋にお

ける活動電位伝導速度の比較，山口大学教養部紀要，21, 69-78 (1987)
24) Hara Y, Findley TW, Sugimoto A, Hanayama K: Muscle fiber conduction velocity (MFCV) after fatigue in elderly subjects, Electromyogr Clin Neurophysiol, 38, 427-435 (1998)
25) Yamada H, Okada M, Oda T, Nemoto S, Shiozaki T, Kizuka T, Kuno S, Masuda T: Effects of aging on EMG variables during fatiguing isometric contractions, J Human Ergol, 29, 7-14 (2000)
26) Yamada H, Masuda T, Okada M: Age-related EMG variables during maximum voluntary contraction, Percept Mot Skills, 95, 10-14 (2002)
27) 山田洋，岡田守彦，木塚朝博，金子文成，増田正：等尺性疲労収縮中の前脛骨筋より導出した筋線維伝導速度の加齢変化，臨床神経生理学，31, 482-488 (2003)
28) Buchthal F, Engbaek L: Refractory period and conduction velocity of the striated muscle fibre, Acta Physiol Scand, 59, 199-220 (1963)
29) Morimoto S, Masuda M: Dependence of conduction velocity on spike interval during voluntary muscular contraction in human motor units, Eur J Appl Physiol Occup Physiol, 53, 191-195 (1984)
30) Farina D, Arendt-Nielsen L, Graven-Nielsen T: Effect of temperature on spike-triggered average torque and electrophysiological properties of low-threshold motor units, J Appl Physiol, 99, 197-203 (2005)
31) Troni W, Cantello R, Rainero I: Conduction velocity along human muscle fibers in situ, Neurol, 33, 1453-1459 (1983)
32) Kereshi S, Manzano G, McComas AJ: Impulse conduction velocities in human biceps brachii muscles, Exp Neurol, 80, 652-662 (1983)
33) Mase K, Kamimura H, Imura S, Kitagawa K: Effect of age and gender on muscle function − Analysis by muscle fiber conduction velocity −, J Phys Ther Sci, 18, 81-87 (2006)
34) Hopf HC: Anticonvulsant drugs and spike propagation of motor nerves and skeletal muscle, J Neurol Neurosurg Psychiatry, 36, 574-580 (1973)

第8章
筋磁図

　電流が存在するとその周囲に**磁場**が発生する．この現象は生体内で発生する電流にも当てはまり，心磁図（magnetocardiogram: MCG）や脳磁図（magnetoencephalogram: MEG），**筋磁図（magnetomyogram: MMG）**などとして計測される．このような生体磁気が発生することは古くから知られていたが，生体内の電流の大きさから考えて，発生する磁場は非常に微弱であるため，高感度の**超伝導量子干渉計（superconducting quantum interference device: SQUID）**が開発されるまでは，実用的な計測はできなかった．近代的な磁場計測はCohenら[1]がSQUIDを心磁図に応用した1970年に始まるとされている．

　電位計測に対する**磁気計測**の利点は非接触計測が可能であることと，均一球体内などの理想的な条件下では周囲の容積導体の影響を受けることなく電流源の強度や位置，方向を推定できることである．このような利点から，特に脳機能計測への応用が期待され，頭部全体を覆う多チャンネル脳磁計が開発されるに至り，現在では100チャンネル以上の同時計測が可能になっている．全頭型の脳磁計を用いると，大脳皮質全体の脳活動を計測することができる．

　筆者（増田）が当時勤務していた国立研究開発法人産業技術総合研究所にも脳研究のために脳磁計が導入された．この装置は大変高価であるうえに，超伝導状態を維持するための冷却用液体ヘリウムを日々消費することから，稼働させるためにも多額の資金と手間が必要であった．

　筋機能計測の場合には，人体に対して侵襲的ではあるが，針電極を用いることにより筋内の状況を知ることができる．そのため，脳機能計測に対する脳磁計ほ

どの必要性はなかったが，装置が導入された機会を利用し，筋電位計測に対して磁気計測がどのような利点をもっているのかを検証した．

8.1 筋磁図の計測

全頭型の脳磁計を用いて筋磁図が計測可能かどうかを調べた[2]．筋の発生する磁場は脳磁場に比べると10倍以上大きいため，脳磁計の感度があれば筋磁図の計測自体は容易であると予想された．磁場計測技術を筋磁場計測に応用することは筋機能計測や神経筋疾患の診断において大きな潜在的可能性をもっていると考えられるが，問題は得られた筋磁図に筋電図以上の有用な情報が含まれているのかどうかという点である．

筋磁図における最大の利点は電流源強度の絶対値が推定可能なことである．磁場計測の場合，周囲の容積導体が均一な伝導度をもつ球体と仮定できれば，電流源強度の推定は電流源の周囲にある導体の伝導度に依存しない．電位計測の場合には，このような推定はできない．なぜならば，電位計測において検出しているのは筋線維内を流れる電流源の電流ではなく，電流源から発生した電流が周囲の容積導体を流れることによって生じる電位変化であるためである．

もし単一運動単位の電流強度を推定することができれば，それを単一筋線維の電流強度で割ることにより，運動単位に含まれる筋線維数を推定することができる．さらに，単一運動単位の平均的な電流強度がわかれば，筋全体の電流強度から活動している運動単位数を推定することもできる．

被験者は年齢22, 24, 42歳の健康な成人男性3人であった．被験筋は膝関節の伸展筋である**内側広筋**と**外側広筋**とした．

使用した磁場計測装置は64チャンネルのSQUIDセンサで構成されるシステム (Neuro SQUID Model-100, CTF Systems Inc., Port Coquitlam, Canada) であった (図8.1)．磁気検出用のコイルは直径20mm，長さ50mmで，中心間の距離は約40mmであった．また，このコイルは，デュワー容器の外側表面からは40mmの位置にあった．被験者は仰臥位で膝を曲げ，膝をデュワーの窪みに入れ

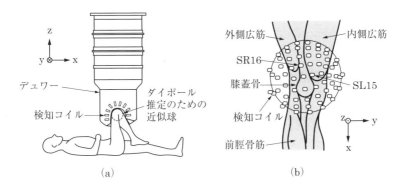

図 8.1 筋磁図計測のための計測装置と被験者の配置[2]
(a)：SQUIDシステム，被験者姿勢，双極子推定のための球体モデルを示す模式図．(b)：SQUIDのセンサと対応する筋の位置を平面上に投影した配置図．SL15とSR16は図8.2, 8.3に示した筋磁場信号を検出したセンサ

た（図8.1 (a)）．これにより，膝関節周囲の筋が発生する磁場を計測できた．筋と磁場センサのおおよその配置を図8.1 (b)に示した．脳磁場計測における後頭部に相当する場所に，大腿側が位置する配置となった．

筋磁図と同時に筋電図を計測するために，内側広筋と外側広筋の神経支配帯位置に双極表面電極を貼付した．計測において被験者はできるだけ体を動かさないようにして，随意的に膝の伸展筋力を発揮した．筋電位信号を音に変換し，被験者に聞かせた．筋電位の音を聞きながら被験者は収縮力を調節し，単一運動単位活動電位のスパイク列がほぼ一定の時間間隔で発生するようにした．

計測した信号はSQUID装置の制御用計算機に保存し，実験終了後，SQUID装置に付属のソフトウェアでフィルタリングやその他の処理を行った．単一運動単位による磁場信号を取り出すために，筋電位信号の零交差時間を基準として筋磁場信号を加算平均した．

電流源推定において，Grynszpan-Geselowitzの式を用いて磁場を計算した．これは均一球体内の電流源に当てはめるための式である．球体モデルを人体の形状に合わせるために，膝の周囲3箇所に校正用のコイルを取り付けた．さらに，膝周囲の形状を計測するために，31箇所に位置決め用コイルを設置した．この

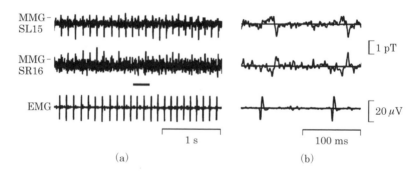

図8.2 単一運動単位の発生した筋磁図および筋電図の典型例[2]
(a)の図中の横棒に対応する区間の信号を時間的に拡大して(b)に示した

結果を用いて膝周囲の形状にできるだけ近似するように最適な球体モデルの中心位置と大きさを決定した(図8.1).

計測の結果,3人の被験者の内側広筋と外側広筋から合計6個の記録を得た.記録全体の持続時間は10秒間であった.そのうちの一部を図8.2(a)に,さらにその一部を時間的に拡大したものを図8.2(b)に示す.この記録では,筋電位の電極は内側広筋上に設置した.他の記録でも同様な波形が得られた.

筋電位信号において振幅が同じでほぼ一定間隔で発生するスパイク列が見られた.この発火パターンから単一運動単位による活動電位であると判定した.図8.2に示すSL15やSR16のように,いくつかの筋磁場信号のチャンネルには筋電位のスパイクに同期した成分が見られた.他のチャンネルではスパイクに同期しない不規則な信号の振幅が大きく,筋電位に同期した成分は明確ではなかった.

筋電位信号の個々の発火における零交差タイミングを基準にして,筋磁場信号を64～158回(平均88回)加算平均し,筋電位信号のスパイクに同期した成分を抽出した(図8.3).筋電位計測用電極は神経支配帯の領域に貼付したので,筋電位における最初の変化は筋線維における興奮の開始を示す.そこで,この変化の開始点を基準時刻,すなわち0msの時点とした.加算平均の結果,筋電位のスパイクに同期した筋磁場の成分が明確に見られた.

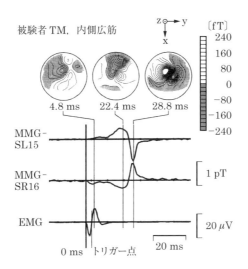

図 8.3 加算平均して得られた筋磁場と筋電位の波形と3つの特徴的な時点における筋磁場の空間的分布[2]
加算平均回数は84回．加算平均前の原波形は図8.2に示した

最初の10msの間における筋磁場の振幅は0.1pT以下であった．図8.3に示す記録では4.8msの時点において神経支配帯位置の周囲で皮膚面から流出する磁場と流入する磁場が2つずつ空間的に交互に配置していた．

22.4msの時点では，SL15において流出する磁場とSR16において流入する磁場が観測された．この時点で，近位側において磁場の極性が反転し，強い磁場が観察された．

28.8msの時点では，近位側の大きな磁場は消失し，遠位側における磁場の極性が反転した．そして，SL15において流入，SR16において流出する大きな磁場となった．このように，流出する磁場と流入する磁場が対称な配置となった．このような磁場は対称軸の直下に電流源が存在することを示している．この後，磁場は同じパターンを維持しつつ減衰し，最終的に消失した．

同様な磁場のパターンは他の被験者や外側広筋においても見られた．3人の被験者の6つの筋において，近位側の方が遠位側よりも早く信号のピークに到達した．

最後に現れた大きな磁場ピークにおける磁場分布に対して均一球体の容積導体を仮定して単一電流双極子を当てはめ，双極子のモーメント，位置，方向を推定した．その結果，電流双極子の深さはモデル球体の表面から1〜2mmに推定された．電流双極子は筋線維に沿って近位側を向いていた．図8.3に示した記録では28.8ms時点における双極子モーメントは24.6nAmであった．

　内側広筋から検出された3つの運動単位は24.6，37.8，66.2nAmの双極子モーメントを示した．外側広筋における双極子モーメントは，23.9，64.7，114.3nAmであった．計測された磁場に対する計算磁場の二乗和平均平方根（RMS）誤差は6〜15%であった．

　運動単位に含まれる筋線維数を推定するために，単一筋線維の電流モーメントの一般的な値とされている0.286nAmで双極子モーメントを割った．その結果，筋線維数は内側広筋で86，132，231本，外側広筋で84，226，400本と推定された．

　筋線維上の電気的な興奮は神経筋接合部から開始し，筋線維末端の腱に向かって両側性に伝播する（図8.4）．筋電位計測用の電極を神経支配帯上に置いた場合，筋電位波形の立ち上がりが筋活動の開始時点を示す．興奮箇所において筋線維膜の外側から脱分極部位に向かって電流が流れ込む．筋線維内では流れ込んだ電流は両側に流れるため，電流4重極子を形成する．そのような4重極子が筋線維の両側末端に向かって伝播するため，1つの筋線維内では電流8重極子が形成される．

　今回の実験では，4重極子によって生成される磁場を電流源から約40mmの位置にあるコイルで検出した．このような距離では，脱分極電流と再分極電流によって作り出された磁場が互いに打ち消すように働く．打ち消しの結果，磁場は前方に向かって流れる双極子によるものとして観察される．脱分極にともなう電流は328nAで長さは0.90mmであった．したがって，双極子モーメントは0.295nAmとなり，これは再分極によるモーメントよりも強かった．再分極では電流が60nA，距離が4.76mmで，双極子モーメントは0.286nAmであった．

　最初，打ち消し合った後に残った双極子が筋線維上を反対方向に伝播する．その結果，2つの湧き出しと2つの吸い込みをもった磁場が形成される（図8.4（b））．

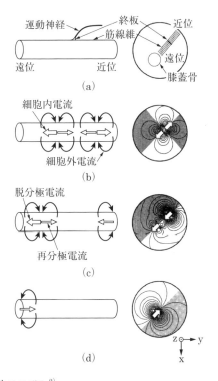

図 8.4　筋磁場発生のモデル[2)]
(a)：筋線維の構成と検出範囲内の配置．筋線維は内側広筋にあるものとした．(b), (c), (d)：筋線維内の活動電流(左)とそれに対応する磁場分布を3つの特徴的な時点に対して示した．磁場分布において白色は磁場の流出を，アミかけは流入を示す．分布図中の矢印は磁場の基になった電流源を示す

興奮領域が筋線維の末端に到達した時点で進行方向に流れる脱分極電流が最初に消失する(図 8.4(c))．そして，近位側に伝わる活動電流が遠位側に伝わるものよりも早く筋線維末端に到達すると仮定すると，逆向きの再分極電流だけが残る．近位側の磁場は極性を変えるが，遠位側の磁場はそのままの極性で残る．近位側で脱分極電流が消失した結果，極性の反転した強い磁場が形成される．

その後，近位側で脱分極電流も再分極電流も消失し，遠位側でも脱分極電流が消失する．そして，遠位側での再分極電流だけが残り，磁場の打ち消しがなくな

る．その結果，単一電流双極子の生成する強い磁場が極性を反転して生じる（図8.4(d))．この特徴的な磁場パターンに対しては電流双極子の当てはめが最小の誤差で可能になる．

以上のように，筋の中で活動する運動単位の発生する活動電流強度は筋磁図によって推定可能である．これは従来の筋電図ではできなかった解析である．このことは，筋磁図による筋機能解析の可能性を示している．電流双極子に関するより信頼性の高いパラメータや，より適切な容積導体モデルを用いれば，電流源推定の精度をさらに向上させることができると考えられる．

8.2 筋磁図による筋機能の解析

前節で述べたように，Masudaら[2]は単一運動単位が発生する筋磁場を64チャンネルのSQUIDで計測した．そして，筋線維内を活動電流が伝播し筋線維の末端に到達したときに**再分極電流**だけが残り，筋磁場に双極子パターンが現れることを見つけた．また，この双極子のモーメントから筋線維数を推定した．しかしながら，筋線維数を推定する際に双極子のモーメントのみを用いて，電流の持続時間を考慮に入れていなかった．そこで，筋線維内の活動電流モデルから計算される波形を実際に計測される筋磁場波形と比較することにより，さらに精度の高い筋線維の推定が可能になると考えた．

そのため，単一筋線維の電流モデルを仮定し，これによって生じる磁場を計算した．この計算磁場と実際に計測された磁場波形を比較し，さらに，筋線維内の興奮の時間遅れを考慮に入れることにより，計測された波形をうまく説明できることを示した．そして，これらの結果を基に，運動単位中の筋線維数の推定方法を改善した[3]．

処理の対象としたデータは，前節で述べたものと同一である．筋線維内を流れる電流によって生じる磁場を計算するためには，筋線維の幾何学的な配置を決める必要がある．そこで，最後に双極子が残った筋線維の遠位側末端に一致するように，直線的な筋線維を配置した．すなわち，活動電流の伝播の最後に筋線維の

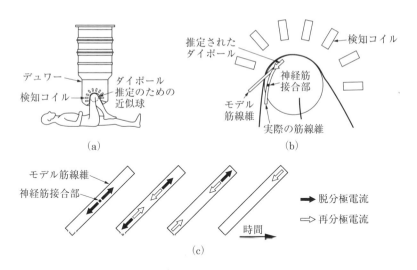

図 8.5 筋磁図計測と解析モデル[3]
(a)：筋磁図計測のための被験者の姿勢．片足の膝を曲げてデュワーの窪みに入れた．(b)：筋線維モデルの模式図．遠位側の末端で推定された双極子に一致するように直線状の筋線維を配置した．(c)：筋線維内を流れる活動電流の変化．脱分極電流と再分極電流が神経筋接合部から開始し，筋線維の末端に向かって伝播する

遠位側末端で計測された双極子の位置および方向に一致するように，筋線維を直線で近似して，その配置を決めた（図 8.5(b)）．

筋線維の長さや神経支配帯の位置は筋磁場の波形から推定した．筋線維上の興奮開始時点は同時計測した筋電位の変化開始時点から決定した．この興奮が筋線維の末端に到達すると，脱分極電流が消失し始める．これに対応して，磁場信号が進行方向の電流から逆向きの電流によって生じる磁場に変化を始める．この変化時点を筋磁場の波形から読み取った．これと筋線維伝導速度（MFCV）を基に神経支配帯から筋線維末端までの長さを求めた．MFCVは平均的な値 4.0m/s を用いた．

単一筋線維内の活動電流パラメータとして脱分極電流が 328nA で，双極子間距離が 0.90mm，再分極電流は 60nA で，双極子間距離が 4.76mm と仮定した．

脱分極電流の強度は強いが，双極子間距離は短い．これに対して，再分極電流の強度は弱いが，距離が大きい．このため，再分極電流の双極子モーメントは0.286nAmで，脱分極双極子のモーメント0.295nAmの97％になる．したがって，電流源から離れた場所では，差し引き伝播の進行方向を向いた電流によって生じる磁場が観察される．以上の電流を基に磁場を計算した．

　計測された磁場信号は，計算により求めた単一筋線維の発生する磁場信号が時間遅れをともなって重畳されたものと考えた．そこで，この時間遅れを求めるために，計算により求めた単一筋線維の発生する磁場信号の波形で計測された磁場信号波形をデコンボリューションした．デコンボリューションの対象として，計測された64チャンネルの磁場信号の中で最大の磁場振幅を示したチャンネルを1つ選んだ．単一筋線維の発生する磁場はこのチャンネルの検知コイルの位置に

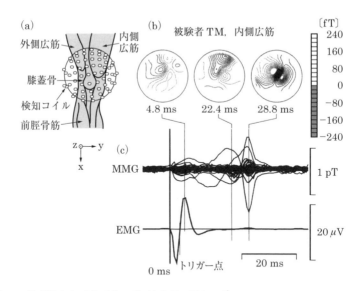

図8.6　筋磁場および筋電位の計測と加算平均処理[3)]
　　　（a）：磁気検知コイルの配置．実際には半球面状に配置された検知コイルを平面に展開して表示した．（b）：筋磁場分布の変化．（c）：筋磁場と筋電位の加算平均波形．筋電位は内側広筋から導出した．筋電位波形の零交差時刻を基準にして筋磁場を加算平均した．加算平均回数は84回であった

おいて計算した．

デコンボリューション結果の波形から筋線維数を算出した．デコンボリューション結果の波形の縦軸は単位計算時間0.1ms当たりの活動筋線維数を示す．筋線維の算出にはデコンボリューション結果の波形の中で時間遅れが正で，かつ変化方向が正の部分の面積を用いた．正の時間遅れとは脱分極の電流が筋線維の末端に到達した後の時間を意味する．

図8.6(b)，(c)に処理対象とした磁場の波形と磁場分布，および筋電位波形の一例を示す．この記録では筋電位を内側広筋から導出した．筋電位計測用電極を神経支配帯上に置いたので，筋電位の変化開始時点が筋活動の開始時点を表す．そこで，この時点を0msとした．

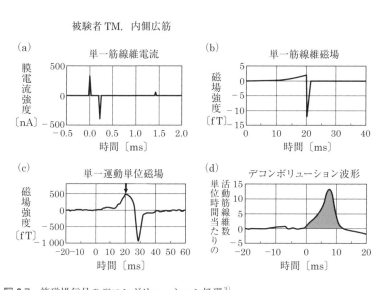

図8.7 筋磁場信号のデコンボリューション処理[3]
(a)：単一筋線維の膜を通して流れる電流．(b)：単一筋線維の発生する磁場の計算結果．(c)：64チャンネルの磁場波形の中で最大振幅を示した筋磁場の計測波形．矢印は脱分極電流が筋線維末端に到達した時点を示す．(d)：筋磁場の計算波形(b)による計測波形(c)のデコンボリューション結果．アミかけ部は時間遅れが正で，かつ振幅が正の領域を示す．この面積から筋線維数を推定した

図8.6の記録で振幅が一番大きかった28.8msの磁場分布に対して単一双極子を仮定して当てはめ，その位置，方向，モーメントを推定した．この双極子の位置と方向が筋線維の末端部の位置と方向を示す．

　直線状に仮定した単一筋線維の発生する磁場信号を計算した結果の一例を図8.7 (b) に示す．これは同図 (c) の磁場信号を計測した検知コイル位置での磁場を計算したものである．単一筋線維の発生する磁場を計算した結果は計測された磁場と波形が異なっていた．計測された磁場は計算された磁場に比べて持続時間が長く，吹き出しと吸い込みの振幅の比率が小さかった．

　計測された波形を単一筋線維の磁場波形でデコンボリューションした．図8.7 (d) にデコンボリューションの結果を示す．この図で時間遅れ0とは脱分極電流が筋線維の末端に到達した時点を示す．計測波形が2相性であるのに対して，デコンボリューション結果は単相性になった．

　他の5つの運動単位に対して，同様なデコンボリューション計算をした結果を図8.8に示す．必ずしも厳密に成り立つわけではないが，筋磁場の2相性の波形に対してデコンボリューション結果は単相性の波形になっていた．時間遅れの広がり，すなわち時間0からデコンボリューション波形の正の範囲は8.2〜12.6ms（平均10.0±1.9ms）であった．

　デコンボリューション結果の波形の縦軸は単位時間0.1ms当たりの単一筋線維磁場の寄与，すなわち，筋線維の数を示す．時間遅れが正でかつ振幅が正の領域をアミかけにして示す．そして，この領域の面積から求めた筋線維数をそれぞれのグラフの右側に示す．6つの運動単位で推定された筋線維数は708〜1 791本（平均1 088±480本）であった．

　デコンボリューションの結果，時間遅れの分布として単相性の波形が得られた．このことは，単一筋線維磁場の重ね合わせによって筋磁場波形が説明できることを示している．すなわち，デコンボリューション結果に負の要素があれば，計測された波形を説明するために，モデルとは逆向きの電流が存在することになる．結果は，ほとんど正方向の変化であった．したがって，時間をずらしながらモデル電流を重ね合わせることで，計測された波形を説明できることになる．

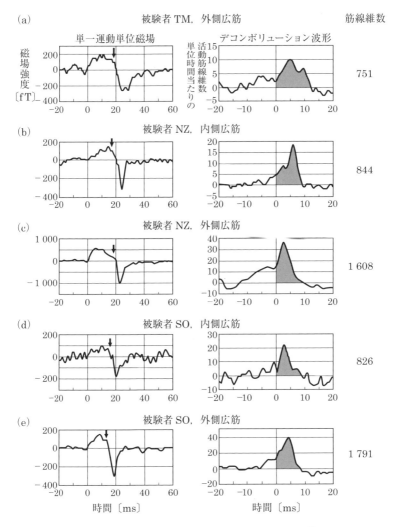

図 8.8 筋磁場の計測波形(左)と,デコンボリューション波形(右)[3]
説明は図8.7と同じ.矢印は脱分極電流が筋線維末端に到達した時点を示す.右の数字はアミかけ部の面積から計算した筋線維数の推定値を示す

　以上のように,生体磁気計測技術を骨格筋に適用することにより,運動単位に含まれる筋線維数を非侵襲的に推定できる.この推定においては電流源強度だ

けでなく，その時間変化も考慮に入れる必要がある．この手法の精度が確認されれば，筋線維の脱落や萎縮をともなった神経筋疾患の診断に利用できると考えられる．

参考文献

1) Cohen D, Edelsack EA, Zimmerman JE: Magnetocardiograms taken inside a shielded room with a superconducting point-contact magnetometer, Appl Phys Lett, 16, 278-280（1970）
2) Masuda T, Endo H, Takeda T: Magnetic fields produced by single motor units in human skeletal muscles, Clin Neurophysiol, 110, 384-389（1999）
3) 増田正，遠藤博史，武田常広：筋磁図による筋機能の解析，バイオメカニズム，15, 63-73（2000）

第9章
多点表面筋電図の応用

　前章までにおいて，多点表面筋電図法の基礎と計測可能な事項，すなわち，神経支配帯の位置と分布，ならびに，筋線維伝導速度（MFCV）について述べてきた．このようにして得られた知見が神経筋疾患の臨床診断や，スポーツ，人間工学分野などへ，どのように応用が可能かについて，本章ではいくつかの事例をとりまとめる．

　従来の筋電位計測における応用としては，表面電極の貼付位置決定の問題と，筋電位の伝播特性を利用したアーチファクト混入の検出を取り上げる．表面電極と神経支配帯の位置関係により，得られる筋電位信号の特性が変化するため，電極を貼付する前に神経支配帯の位置を確認しておく必要がある．アーチファクトに関しては，1チャンネルの信号を記録するだけではそれが本来の筋電位に由来するのか，あるいはアーチファクトを含んでいるのかを判定することは困難であるが，伝播する電位が検出できれば，それは確実に筋電位であることがわかる．

　神経支配帯の位置推定に関する応用としては肛門括約筋への適用と，筋の過緊張を緩和するボツリヌストキシン治療を取り上げる．ボツリヌストキシンは神経筋接合部に作用するために，神経筋接合部の位置を推定できれば，薬剤を効率よく注入することができる．

　MFCVについては，神経筋疾患との関連を研究した文献を紹介する．

　これらのほかにも，人間工学分野での筋負担や疲労推定への応用，義肢制御のための信号源としての利用なども考えられる．多点表面筋電図の応用は始まったばかりであり，今後，新たなアイデアや他の技術との融合により，現状では予見されていないような応用分野が開拓されることを期待したい．

9.1 表面電極貼付位置の決定

表面筋電位を導出するための電極は，一般的には，筋腹の中央に貼付することが推奨されているが，これは必ずしも適切な場所ではない．上腕二頭筋のように，筋腹に限局した神経支配帯をもつ場合に，神経支配帯を挟むように双極電極を貼付すると，両側に対称に伝播する活動電位を検出することになるため，差動増幅した筋電位信号の振幅が小さくなる可能性がある（図9.1）．

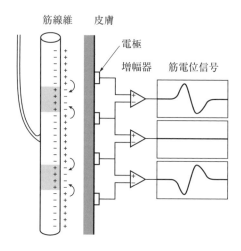

図 9.1 表面電極と神経支配帯の位置関係による筋電位信号の変化

このような状況は，特に関節の屈伸をともなうような動的な運動時に起こりえる．手に重りを持ち，肘の屈伸運動をしている間に，上腕二頭筋に貼付した電極で筋電位を計測すると，神経支配帯が正確に双極電極の中間に位置するような関節角度において，振幅が急に低下したように見える可能性がある．このような場合に，実際に収縮力が低下したと解釈しないように注意しなければならない．また，筋電位スペクトル解析を行う場合には，双極電極の間に神経支配帯が位置すると，等価的に電極間隔が小さくなるので，周波数が高域側に移動する．これも

見かけ上の変化であって，筋自体の特性の変化を反映したものではない．もちろん，上腕二頭筋であっても個人により神経支配帯が筋線維方向に広がりをもっていて，振幅の減少が明確ではない場合はありえる．

したがって，筋が十分に大きい場合には，神経支配帯の位置を外し，神経支配帯と末端の腱の間に双極電極を貼付することが望ましい．そのためには，神経支配帯の位置を知る必要があるが，一般的な解剖学書には神経支配帯の位置は記載されておらず，また，個人によっても異なっている．多点表面電極で筋電位伝播パターンを計測して確認すれば一番確実であるが，一般的な筋電位計測装置では対応できない．

一般的な筋電位計測装置を利用する場合には，一定の負荷で関係する関節を屈伸させ，筋電位信号の振幅が特定の関節角度において急激に低下することがないかを確認しておく必要がある．特に，第4章で紹介した明確な筋電位伝播パターンが得られる筋を対象とする場合には注意が必要である．

動的な収縮を対象としていて，神経支配帯の影響がどうしても避けられない場合の対策として，金子ら[1]は1つの筋から複数の筋電位信号を導出する方法を提案した．この方法では，振幅については計測した複数の筋電位信号の中の最大値を，スペクトルの平均周波数や中央周波数などの周波数特徴量については最小値を採用する．これにより，1つの信号で振幅が低下し周波数が高くなっても，近傍から導出した別の信号でこれらを補うことができる．

9.2 アーチファクトの検出と除去

筋活動度の推定や動力義肢の制御などに用いられている筋電位信号について，これに重畳したモーションアーチファクトを検出・除去するための方法を提案した[2]．筋電位信号は動作分析や動力義肢の制御，麻痺筋に対する機能的電気刺激の制御，バイオフィードバック訓練など，さまざまな分野で応用されている．これらの応用においては，筋活動度の誤った推定や，義肢に対する誤った信号の原因になるアーチファクトの混入を抑制することが重要になる．しかしながら，大

なり小なりアーチファクトの混入は避けられないので，筋電位信号に混入したアーチファクトを検出し，除去する方法を考える必要がある．電源周波数のような周期的なアーチファクトに対しては，特定の周波数を除去するフィルタが有効であるが，動きにともなうアーチファクトのような広い周波数成分をもったランダムなアーチファクトに対しては，筋電位から分離することは困難である．これは，筋電位信号も広い周波数成分をもった一種のランダム信号のためである．

そこで，アーチファクトを検出・除去する新たな方法を提案した．この方法は筋線維に沿って伝播する運動単位活動電位の計測に基づいている．そのため，この方法は筋電位にだけ適用可能で，心電図や脳波などほかの生体信号には適用できない．

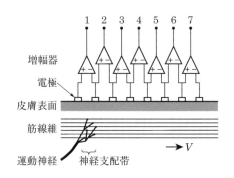

図9.2 電極配置の模式図[2)]
VはMFCVを示す

多くの筋において筋線維方向に沿って配置した多点電極で運動単位活動電位を導出すると，計測位置に比例した時間遅れをともなった同一波形の信号を検出することができる．このような信号間の時間遅れは，筋の中央部から開始し，両端の腱に向かって両方向に伝播する運動単位活動電位の伝播に起因する．

2つの筋電位信号を同時に計測すると，アーチファクトは次のいずれかのパターンで混入する．まず，一方の信号にだけ混入する場合．次に，2つの信号に独立に混入する場合．第3に，2つの信号に同期して，同極性あるいは逆極性で

混入する場合である．いずれの場合においてもアーチファクトが非周期的でランダムあるいはインパルス的であるとすると，混入したアーチファクトは時間遅れ0以外では大きな相関係数を示さないはずである．

一方で，伝播する運動単位活動電位を筋線維に沿って神経支配帯から外れた同じ側の2箇所で導出すると，2つの筋電位信号間の相互相関関数はMFCVと電極接点間距離で決まる一定の時間遅れにおいて相関のピークを示す．すなわち，この時間遅れにおける相互相関係数を計算することにより，アーチファクトを検出・除去できるようになる．

この方法がうまく機能するかどうかを実験的に検証した．多点表面電極列は直径1mm，長さ10mmのステンレス線8本から構成され，これらの電極接点を互いに平行に5mm間隔で配置した（図9.2）．隣り合った電極接点間から双極誘導で7チャンネルの筋電位信号を同時に導出した．被験者は年齢30歳の健康な成人男性1人で，電極列を上腕二頭筋上に配置した．電極列を筋の長軸方向に配置した後，導出した信号間の相関が最大になるように電極列の向きを調整した．

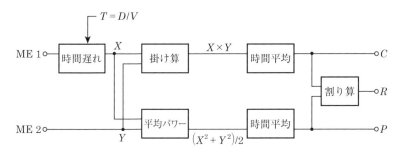

図9.3 信号処理のブロック図[2)]
T：時間遅れ，D：電極間距離，V：MFCV，C：相互相関，R：正規化した相関係数，P：信号パワー

7チャンネルの信号のうち神経支配帯から見て同じ側にあり，かつ神経支配帯から十分に離れた場所に位置する2チャンネルの信号を選択した．選択した信号の1つを筋線維上の伝播にともなう時間遅れだけずらした後，2つの信号の積で

ある相互相関Cと，2つの信号のパワーの平均Pを計算した（図9.3）．CとPの値を40msの時間幅で平均して平滑化した．次に，相互相関Cを信号パワーPで割って正規化した相関係数Rを求めた．相関係数Rは2つの信号が時間遅れを除いて正確に同一で，アーチファクトを含んでいない場合には1.0となる．アーチファクトは電極を指で叩くことにより混入させた．

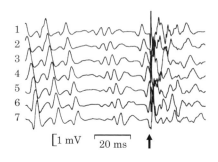

図9.4 上腕二頭筋の近位部から導出した筋電位信号の典型的な波形の一部[2]
上向き矢印はアーチファクト混入のタイミングを示す

70%MVCの随意収縮下で記録した筋電位信号の典型的な波形を図9.4に示す．この記録では筋線維に沿った運動単位活動電位の伝播を示す筋電位信号の一定の時間遅れが見られた．この信号の伝播は図中の上向き矢印で示すタイミングで混入したアーチファクトによって乱された．この信号のチャンネル2と6の間の相互相関と信号パワーを計算した．この2つの信号間の伝播距離は20mmで，相互相関関数のピークから計算した時間遅れは4.6msであった（図9.5）．これらから，MFCVは4.3m/sと求められた．図9.5に示すように，筋電位信号の相関のピークとアーチファクトの相関のピークはこの時間遅れによって隔てられた．

図9.6に筋電位信号のパワーP，相互相関C，正規化された相関係数Rの時間変化の例を示す．アーチファクトを含まない時間区間では，相関係数Rは0.8以上の値であった．これに対して，アーチファクトが混入した区間では，信号パワーは最大で2倍程度まで上昇したが，相互相関Cはアーチファクト混入前の

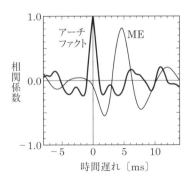

図9.5 筋電位信号間の相互相関関数とアーチファクトの自己相関関数[2]

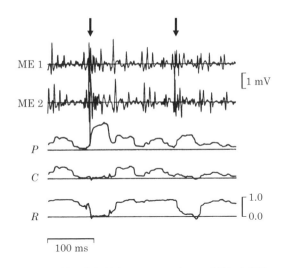

図9.6 2チャンネルの筋電位信号（ME1, ME2）から計算した信号パワー P，相互相関 C，および正規化された相関係数 R [2]
　　　矢印はアーチファクト混入のタイミングを示す

30％以下まで低下した．これにともない，相関係数 R も0.2以下に減少した．
　ここで紹介した方法は，表面電極列によって運動単位活動電位の伝播が検出できるかどうかに依存する．これまでの研究では表面電極で筋電位が導出可能な筋

9.2 アーチファクトの検出と除去

の約70%で活動電位の伝播が検出できた．いくつかの筋では活動電位の伝播の検出は困難あるいは不可能であった．前脛骨筋では伝播する活動電位と伝播しない活動電位が混在していた．このような場合には，今回提案した信号処理方法では伝播しない活動電位はアーチファクトと識別されてしまうため，うまく機能しない．

図9.6に示した例では時間とともに信号パワーPと相互相関Cは値が大きく変動したが，相関係数Rの値は一定していて，アーチファクトの発生を明確に示していた．相互相関Cのばらつきが大きいことは，相関の計算自体の問題ではなく，平滑化の時間幅が40 msと短いことに起因している．この短い時間幅は相関係数Rの減少を明確化するために必要である．平滑化の時間幅を大きくすると，相互相関Cや信号パワーPの波形はより滑らかになるが，アーチファクト混入にともなう相関係数Rの減少は不明確になる．

筋電位信号を利用する場合，筋電位信号の整流平滑化値や二乗和平均平方根値が一般的によく用いられる．これは，これらの筋電位振幅値が筋の収縮力におおむね比例するためである．これらの値の代わりに相互相関を用いれば，図9.6に示すように，アーチファクトの混入の影響を低減することができる．アーチファクトの混入がなく，2つの筋電位信号間に時間遅れだけが存在する状態では，相互相関Cは信号パワーPに等しく，さらに，これは個々のチャンネルの筋電位信号のパワーに等しい．この1チャンネルの信号のパワーあるいはその平方根は従来の筋電位応用で用いられている量になる．したがって，これ以降の信号処理回路は従来のものと全く同じものが利用できる．さらに，筋電位信号による動力装具の制御や電気刺激の制御において，アーチファクトなどの誤った信号が操作者に危害を及ぼすなど深刻な事態を引き起こすと予想される場合には，相関係数があらかじめ定めた閾値以下になった際に制御信号を停止するなどの対策をとることもできる．また，その他の応用でも相関係数は筋電位信号の信頼性の指標として利用でき，得られた筋電位信号が本来の筋電位信号に由来しているのか，そうではないのかを相関係数を監視することにより判定することができる．

9.3 神経支配帯の位置推定と臨床応用

1 肛門括約筋

　神経支配帯の位置を検出して，これを医療の場で利用する研究がMerlettiら[3])やMesinら[4])により報告されている．女性の場合，分娩の際に**肛門括約筋**が損傷し，そのことにより，後の生活において便を失禁してしまう例が存在する．そこで，Merlettiらはヨーロッパ共同体(EU)の研究プロジェクトとして"Technologies for Anal Sphincter analysis and Incontinence (TASI)"を実施した．このプロジェクトにおいて円柱状の多点表面電極を開発し，外肛門括約筋の活動を記録し，肛門括約筋の神経支配帯がどの位置に存在しているのかを推定した．そして，記録した筋電位信号が骨盤底筋群の損傷診断や失禁の予防に役立つかを検証した．

2 ボツリヌストキシン治療

　上肢・下肢の痙性や，顔・首の筋の**過緊張**による表情のゆがみや傾きを和らげる目的で，**ボツリヌストキシン**という薬物を当該筋に注射することにより緊張を緩和する治療方法がある[5])．顔にできるしわに対して表情筋に注射することにより，筋の収縮力を弱め，小じわができるのを防いだりもする．ボツリヌストキシンは神経筋接合部に作用するため，注射する部位は神経筋接合部付近が最適とされている．この点からも顔面や首の筋の神経支配帯を非侵襲的に確認することは重要かつ有用である．ボツリヌストキシン治療と神経筋接合部の関係については千野[6])による総説がある．

　多点表面電極と液晶ディスプレイを組み合わせ，神経支配帯の位置をリアルタイムで表示できるようなシステムを開発することは現在の技術からすればそれほど難しいものではないと思われる．

9.4 筋線維伝導速度の臨床応用

Arendt-Nielsenら[7]によりMFCVの臨床応用の事例が紹介されている．国内では野田[8]が針電極と電気刺激を用いてMFCVを計測し，その臨床応用について報告した．さらに，近藤ら[9]は廃用性萎縮筋のMFCVを表面電極で計測し，その電気生理学的特性を解説した．

単一筋線維，単一筋線維束，あるいは単一運動単位のMFCV計測の手法を臨床場面で行うには計測上の困難さがある．このため，臨床応用の報告は比較的少ない．より簡便で非侵襲的な表面記録からMFCVの評価ができれば，新しい応用の可能性が生まれると思われる．

1 神経原性病変

Buchthalら[10]は，**腕神経叢**に強度の病変をもち，神経支配を失った患者19人の筋に電気刺激を行い，MFCVを測定した．15人の患者のMFCVは正常値（3.5〜4.5 m/s）より低く，0.7〜3.1 m/sの範囲（平均2.1±0.8 m/s）であった．MFCVの低い患者は発症してから3〜6年経過していた．また，Troniら[11]は**脱神経筋**のMFCVが2.24 m/sであったことを報告しており，Gruenerら[12]の測定結果もそれらとほぼ同じであった．

2 筋原性病変

Buchthalら[13]は電気的に賦活した筋線維束のMFCVを**進行性筋ジストロフィー**の5人の患者において計測した結果，平均4.2 m/sであったとし，健常者と違いがなかったことを報告した．Stålberg[14]は**廃用性萎縮**の患者1人と，萎縮がある筋原性ジストロフィーの患者2人のMFCVを計測し，両者ともMFCVが低下していたことを報告した．また，**先端巨大症**のある患者2例のうちの1人はMFCVが肥大により健常者より高い値であった．

Chinoら[15]は4人の進行性筋ジストロフィー患者と6人のポリオ患者について平均MFCVがそれぞれ4.69±0.43 m/sと4.27±0.71 m/sであったと報告した．

ポリオ患者についてはコントロール群と比較して有意に低い値であったが，これらの値は正常の範囲内にあるとした．Hilfikerら[16]はデュシェンヌ型筋ジストロフィー（Duchenne muscular dystrophy: DMD）の患者においてMFCVが2.81±0.37m/sと低い値であったと報告した．

Yamadaら[17]も多点表面電極を用いて，健常者の上腕二頭筋のMFCVが3.84±0.37m/sであったのに対し，ジストロフィー患者2人のそれは2.8m/sと3.2m/sであったと報告した．また，Kumagaiら[18]も同様の結果を得た．

野田[8]は神経筋疾患の筋電図検査法の確立という立場から，2本の単極針電極を用い，筋線維束を刺激して誘発される筋電位を計測し，その時間遅れからMFCVを求めた．その結果，各種疾患について，多発性筋炎患者のMFCVには健常人と比較して有意な差を認めなかったが，末梢神経障害患者ではMFCVが有意に減少したと報告した．この結果から，MFCVが筋疾患の経過や治療・訓練効果の判定に有効であると述べ，さらなる症例の蓄積が必要であるとしている．

近藤[19]は脳卒中片麻痺患者の内側広筋のMFCVを麻痺側と非麻痺側で計測した．その結果，麻痺側が非麻痺側に比べMFCVが有意に低下したことを報告した．さらに，麻痺側MFCVの低下例ではリハビリテーション治療により筋断面積の増加とともにMFCVの有意な改善が認められたとして，MFCVによる筋萎縮の継時的評価が可能であるとした．

参考文献

1) 金子秀和，木竜徹，齊藤義明：双極導出表面筋電図測定における神経支配帯の妨害およびその一低減方法，電子情報通信学会論文誌DII, J74-DII, 426-433 (1991)

2) Masuda T: A reliable myoelectric signal detector based on the propagation characteristics of motor unit action potentials, IEEE Trans Biomed Eng, 33, 876-878 (1986)

3) Merletti R, Bottin A, Cescon C, Farina D, Gazzoni M, Martina S, Mesin L, Pozzo M, Rainoldi A, Enck P: Multichannel surface EMG for the non-invasive assessment of the anal sphincter muscle, Digestion, 69, 112-122 (2004)

4) Mesin L, Gazzoni M, Merletti R: Automatic localisation of innervation zones:

a simulation study of the external anal sphincter, J Electromyogr Kinesiol, 19, 413-421 (2009)
5) Borodic GE, Cozzolino D, Ferrante R, Wiegner AW, Young RR: Innervation zone of orbicularis oculi muscle and implications for botulinum A toxin therapy, Ophthalmic Plast Reconstr Surg, 7, 54-60 (1991)
6) 千野直一：神経筋接合部とA型ボツリヌス毒素製剤, Jpn J Rehabil Med, 50, 298-305 (2013)
7) Arendt-Nielsen L, Zwarts M: Measurement of muscle fiber conduction velocity in humans: techniques and applications, J Clin Neurophysiol, 6, 173-190 (1989)
8) 野田幸男：正常人における直接的筋線維伝導検査法とその臨床応用に関する研究, リハビリテーション医学, 24, 153-162 (1987)
9) 近藤国嗣, 木村彰男：廃用性萎縮筋の電気生理学的特性と筋線維伝導速度, 総合リハビリテーション, 30, 137-142 (2002)
10) Buchthal F, Rosenfalck P: Rate of impulse conduction in denervated human muscle, Electroencephalogr Clin Neurophysiol, 10, 521-526 (1958)
11) Troni W, Doriguzzi C, Mongini T: Interictal conduction slowing in muscle fibers in hypokalemic periodic paralysis, Neurol, 33, 1522-1525 (1983)
12) Gruener R, Stern LZ, Weisz RR: Conduction velocities in single fibers of diseased human muscle, Neurol, 29, 1293-1297 (1979)
13) Buchthal F, Rosenfalck P, Erminio F: Motor unit territory and fiber density in myopathies, Neurol, 10, 398-408 (1960)
14) Stålberg E: Propagation velocity in human muscle fibers in situ, Acta Physiol Scand, Suppl 287, 1-112 (1966)
15) Chino N, Noda Y, Oda N: Conduction study in human muscle fibers in situ – a useful technique for diagnosing myopathies, Electroencephalogr Clin Neurophysiol, 58, 513-516 (1984)
16) Hilfiker P, Meyer M: Normal and myopathic propagation of surface motor unit action potentials, Electroencephalogr Clin Neurophysiol, 57, 21-31 (1984)
17) Yamada M, Kumagai K, Uchiyama A: The distribution and propagation pattern of motor unit action potentials studied by multi-channel surface EMG, Electroencephalogr Clin Neurophysiol, 67, 395-401 (1987)
18) Kumagai K, Yamada M: The clinical use of multichannel surface

electromyography, Acta Paediatr Jpn, 33, 228-237 (1991)
19) 近藤国嗣:脳卒中片麻痺患者の筋線維伝導速度と筋萎縮に関する研究,リハビリテーション医学, 36, 477-484 (1999)

索引

■ 英数字

action potential　*3*
analysis of variance　*115*
ANOVA　*115*
depolarization　*3*
distal　*4*
electromyogram　*9*
EMG　*9*
firing rate　*5*
innervation ratio　*4*
innervation zone　*2*
magnetomyogram　*159*
maximal voluntary contraction　*5*
MDF　*103*
ME signal　*9*
median frequency　*103*
MFCV　*13*
MMG　*159*
motor unit　*4*
　──action potential　*11*
MU　*4*
MUAP　*11*
muscle fiber　*1*
　──conduction velocity　*13*
MVC　*5*
myoelectric signal　*9*

neuromuscular junction　*2*
Precision Decomposition　*37*
proximal　*4*
recruitment　*5*
repolarization　*4*
resting potential　*3*
RMS　*103*
root mean square　*103*
SEMG　*9*
SQUID　*159*
superconducting quantum
　　interference device　*159*
surface electrode　*9*
surface EMG　*9*

■ あ

アーチファクト　*113, 175*
アクティブ多点電極　*113*

運動単位　*4*
　──活動電位　*11*

遠位　*4*

■ か

外側広筋　*69, 102, 104, 160*

過緊張　*181*
活動参加　*5*
　——閾値　*129*
活動電位　*3*
　運動単位——　*11*
眼輪筋　*77*

近位　*4*
筋萎縮　*151*
筋磁図　*159*
筋線維　*1*
　——組成　*139*
　——伝導速度　*13*
筋電位信号　*9*
筋電位伝播パターン　*15*
筋電図　*9*

咬筋　*77*
格子状多点表面電極　*30, 61*
広背筋　*72*
肛門括約筋　*181*
口輪筋　*77*

■ さ

最大随意収縮力　*5*
再分極　*4*
　——電流　*166*

磁気計測　*159*
磁場　*159*
シミュレーション　*50*
収縮速度　*112*
上腕二頭筋　*102, 104*
徐波化　*101*
神経筋接合部　*2*
神経支配帯　*2*
神経支配比　*4*
進行性筋ジストロフィー　*182*

静止電位　*3*
脊柱起立筋　*72*
ゼロ・クロス　*83*
前脛骨筋　*39, 104, 129*
先端巨大症　*182*
前頭筋　*77*

相互相関関数　*90*
僧帽筋　*72, 103*
咀嚼筋　*77*
速筋線維　*6*

■ た

脱神経筋　*182*
脱分極　*3*

遅筋線維　*6*
中央周波数　*103*
超伝導量子干渉計　*159*

デュシェンヌ型筋ジストロフィー　*183*
てんかん発作　*155*
電流源モデル　*43*

同期化　*101*
動的収縮　*119*
トレーニング　*149*

■ な

内側広筋　*68, 160*

二乗和平均平方根　*103*

■ は

バイオプシー　*139*
廃用性萎縮　*182*

索　引　187

発火頻度　　5
針電極　　37

皮筋　　77
鼻根筋　　77
腓腹筋　　70
表情筋　　77
表面筋電図　　9
表面電極　　9

分散分析　　115

ボツリヌストキシン　　181

■ま

膜電位　　3

■ら

零交差　　83

■わ

腕神経叢　　182

【著者紹介】

増田 正（ますだ・ただし）
 学　歴　東京大学工学部計数工学科卒業（1976年）
    東京大学工学系研究科情報工学修士課程修了（1978年）
    工学博士
 職　歴　通産省工業技術院製品科学研究所
    東京医科歯科大学疾患生命科学研究部教授
    福島大学共生システム理工学類教授
 現　在　福島大学名誉教授
 著　書　『筋運動制御系』（昭晃堂）
    『表面筋電図』（東京電機大学出版局）ほか

佐渡山亜兵（さどやま・つぐたけ）
 学　歴　東京教育大学体育学部健康学科卒業（1966年）
    学術博士
 職　歴　通産省工業技術院製品科学研究所
    信州大学繊維学部教授
 現　在　信州大学名誉教授
 著　書　『感性工学への招待』（森北出版）
    『表面筋電図』（東京電機大学出版局）ほか

【バイオメカニズム・ライブラリー】
多点表面筋電図

2019年9月20日 第1版1刷発行　　ISBN 978-4-501-33350-8 C3047

編　者	バイオメカニズム学会
	ⓒSociety of Biomechanisms Japan 2019
著　者	増田正・佐渡山亜兵
発行所	学校法人 東京電機大学　〒120-8551　東京都足立区千住旭町5番
	東京電機大学出版局　Tel. 03-5284-5386(営業)　03-5284-5385(編集)
	Fax. 03-5284-5387　振替口座 00160-5-71715
	https://www.tdupress.jp/

JCOPY <(社)出版者著作権管理機構 委託出版物>

本書の全部または一部を無断で複写複製(コピーおよび電子化を含む)することは，著作権法上での例外を除いて禁じられています。本書からの複製を希望される場合は，そのつど事前に，(社)出版者著作権管理機構の許諾を得てください。また，本書を代行業者等の第三者に依頼してスキャンやデジタル化をすることはたとえ個人や家庭内での利用であっても，いっさい認められておりません。
［連絡先］Tel. 03-5244-5088, Fax. 03-5244-5089, E-mail：info@jcopy.or.jp

印刷：三立工芸(株)　　製本：渡辺製本(株)　　装丁：右澤康之
落丁・乱丁本はお取り替えいたします。　　　　　Printed in Japan